バランスボールでキレイになる！

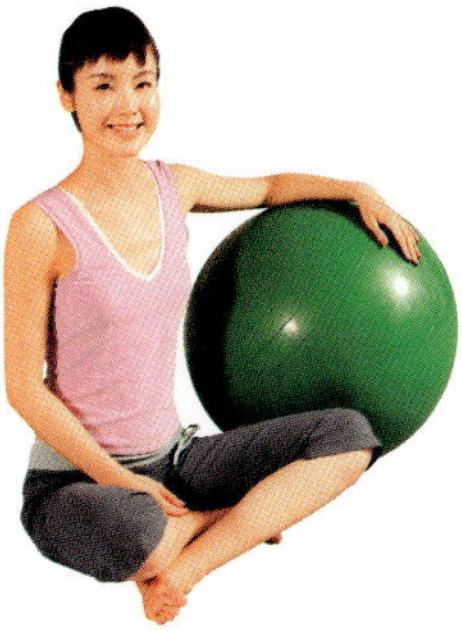

気になる部分をシェイプアップ!!

ゆがみをとって姿勢美人

監修
飯島庸一／柿谷朱実／松原貴弘

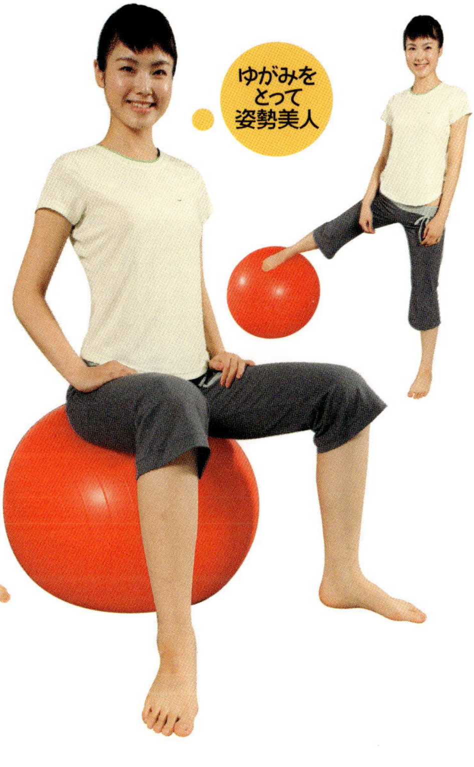

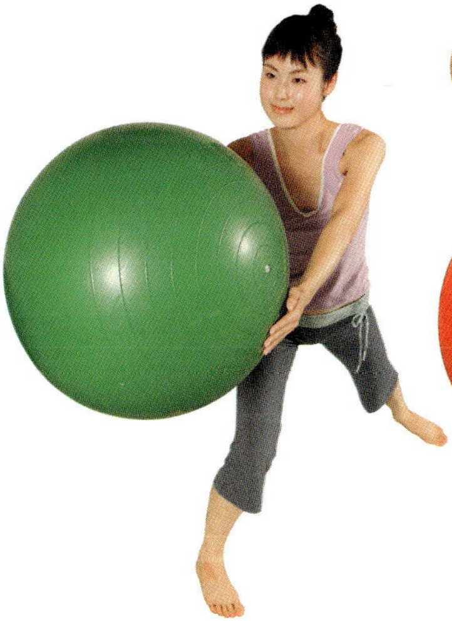

池田書店

本書の使い方

今や健康グッズとして、スポーツジムや一般家庭でもよく見かけるバランスボール。座るだけでからだのバランスが整えられ、姿勢美人になれる便利な道具です。ただ座るだけもいいけれど、少し工夫をするだけで、より効果的なエクササイズが可能に！　からだの部分引き締めや、筋トレだってできるのです。バランスボールを楽しく使って、キレイなからだを目指しましょう！

- おなかまわりや、二の腕、太もも…
気になる部分を引き締めたい
- 思いついたらすぐできる、TVを見ながらでもできるエクササイズって？

▼

PART 1（P17-51）

筋肉を刺激！代謝アップ！

時間別プログラムを掲載

時間のない朝や、リフレッシュしたい午後、ゆっくりとからだをほぐしたい夜……。各パートの最後には、目的と時間に合わせたおすすめプログラムを掲載しました。もちろん、気になる部位を集中的に行ってもOK。

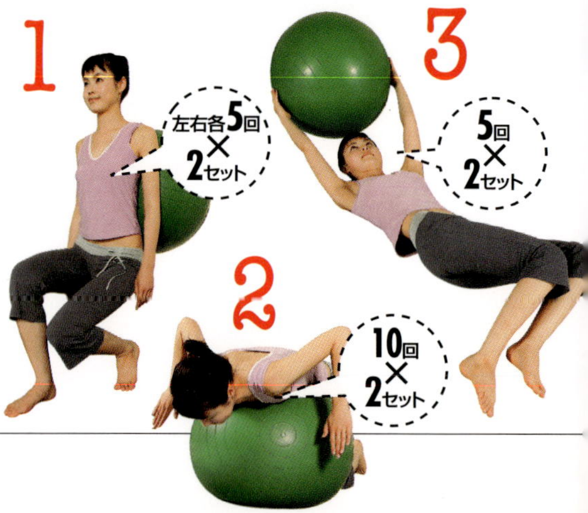
1
左右各5回×2セット
3
5回×2セット
2
10回×2セット

- 肩こりや腰痛をラクにしたい
- O脚や猫背を改善したい
- むくみをとって、すっきりしたい

▼

PART 2（P53-93）

からだのバランスを整えて、
ゆがみからくる不調を改善します

- メリハリのあるボディラインを手に入れたい
- つらい筋トレはしたくない
- かたよった筋肉はつけたくない

▼

PART 3（P95-123）

バランスを整えながら、キレイに筋トレ！
理想のボディラインを目指します

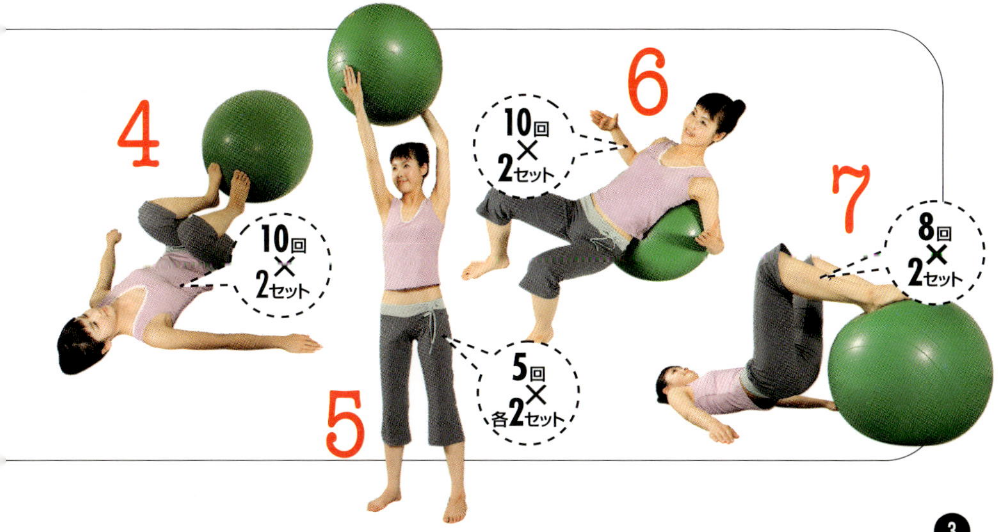
4
10回
×
2セット
5
5回
×
各2セット
6
10回
×
2セット
7
8回
×
2セット

CONTENTS

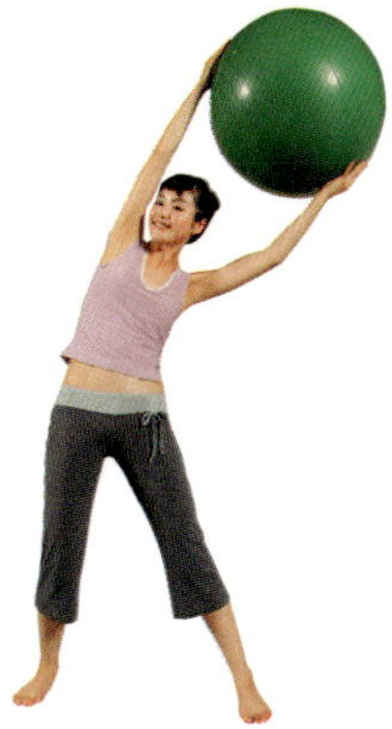

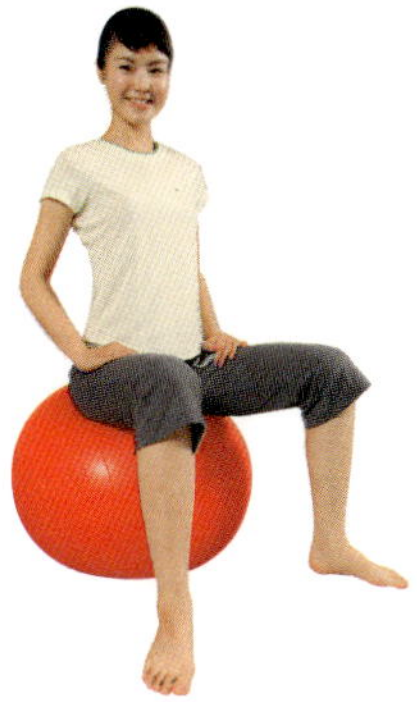

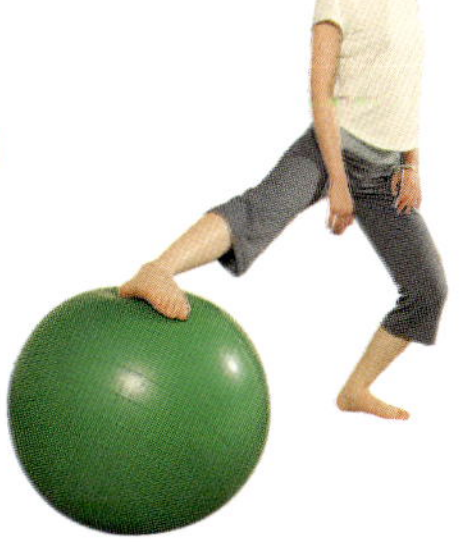

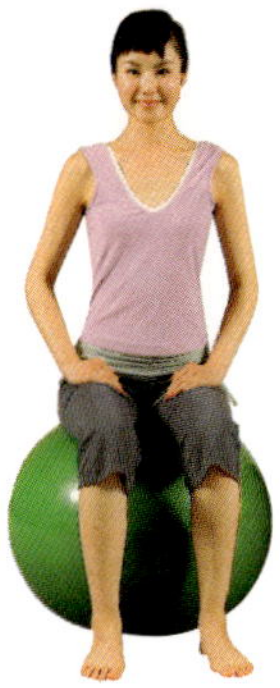

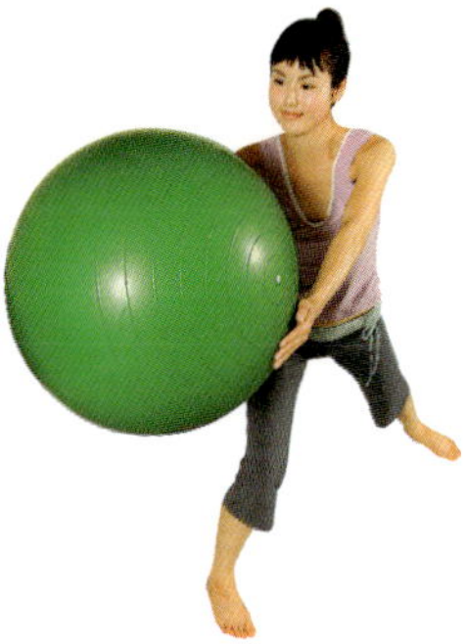

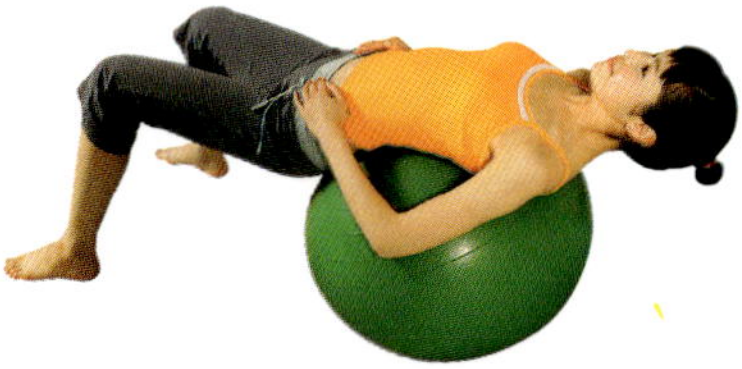

編集・構成　馬場報巳
取材・執筆　中田英子
撮影　有田法隆
本文イラスト　伊東とく
本文デザイン　奥田なつみ（志岐デザイン事務所）

バランスボールを使ったエクササイズの特徴

まるい形状を利用して無理なく引き締める

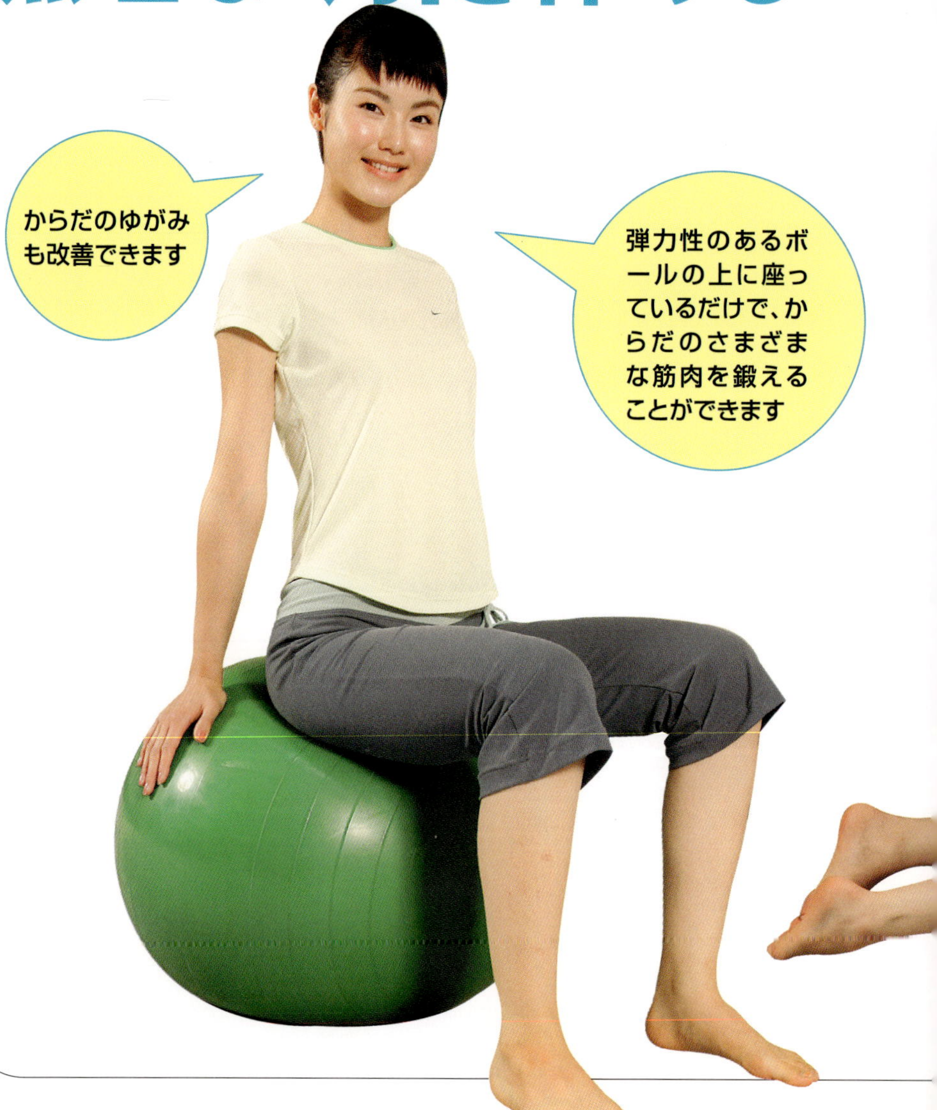
からだのゆがみも改善できます
弾力性のあるボールの上に座っているだけで、からだのさまざまな筋肉を鍛えることができます

ボールに座る習慣をつけて、理想の体型に！

　まるくて弾力のあるバランスボールには、その形や性能によるメリットがたくさんあります。まず、不安定なボールの上に座ったり、あお向けになったりすることで、無意識のうちにバランスをとるため、からだのさまざまな筋肉が刺激されます。とくにおなか、わき腹、背中、おしりなどの筋肉を多く使うので、姿勢がよくなり、からだのゆがみも改善できます。

　また、まるい形状を利用して、伸ばしにくい部分のストレッチを行ったり、ボールに座ったり上半身を乗せたりすることで、からだに負担をかけずに筋肉を鍛えることができます。さらに、ボールにからだをあずけて、のんびりと転がっているだけで、リラックス効果も得られます。

ボールに座る習慣をつけて、理想の体型に近づけましょう。

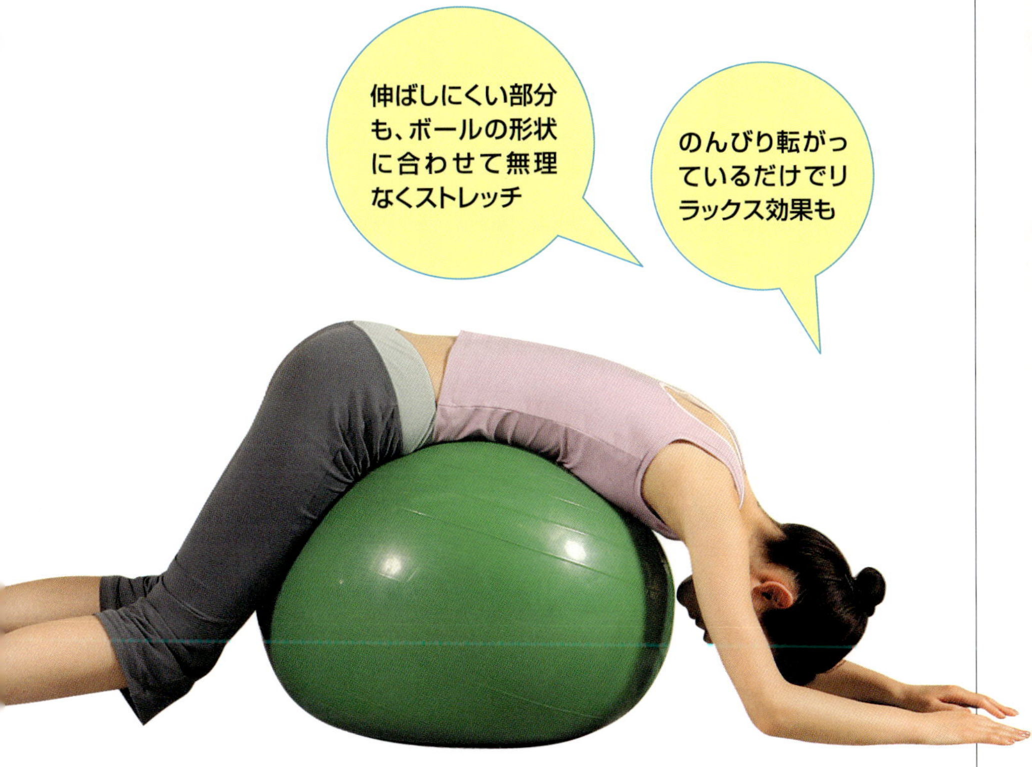
伸ばしにくい部分も、ボールの形状に合わせて無理なくストレッチ
のんびり転がっているだけでリラックス効果も

バランスボールの上手な使い方

ボールの特性を利用してエクササイズ

ストレッチ

ストレッチで筋肉を刺激し、気になる部分を引き締める！

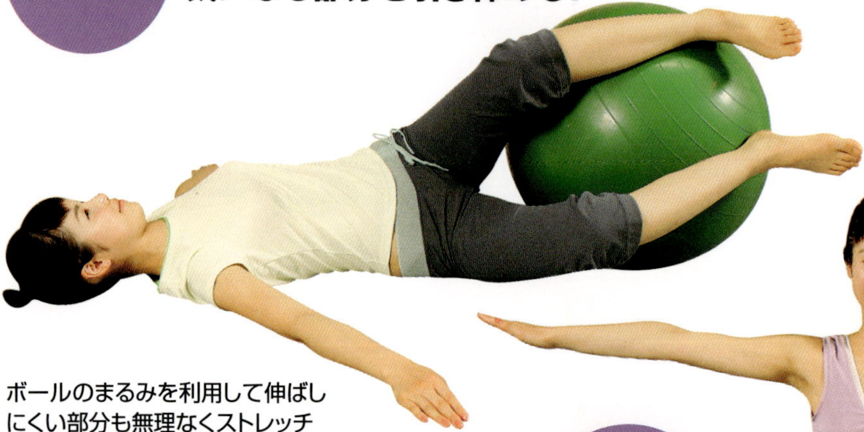

ボールのまるみを利用して伸ばしにくい部分も無理なくストレッチ

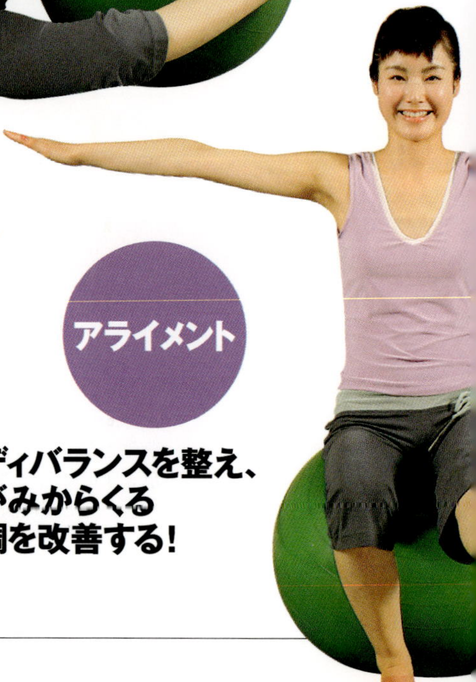

アライメント

ボディバランスを整え、ゆがみからくる不調を改善する！

「ストレッチ」「アライメント」「エクササイズ」に使う

この本では、「ストレッチ」「アライメント（機能線）」「エクササイズ」という3つの目的に分けてボールを使いました。

まず「ストレッチ」ですが、一般的なストレッチでは伸ばしにくい部分も、ボールを使うと的確に伸ばすことができます。とくに、ボールのまるみを利用して、背中などを無理なくストレッチできるのは、バランスボールならではの特徴です。

「アライメント」とは、調和のとれた姿勢のことを言い表しています。ボールの転がる特性を利用して、バランスをとりながらボールを安定させることで、自然と正しい姿勢が身についてきます。

「エクササイズ」では、同様にボールの特性を利用し、筋力アップをしていきます。ちょっときつめの動きもありますが、美しいからだが、きっと手に入るでしょう。

エクササイズ

ボールを利用することで、筋肉をバランスよく鍛える！

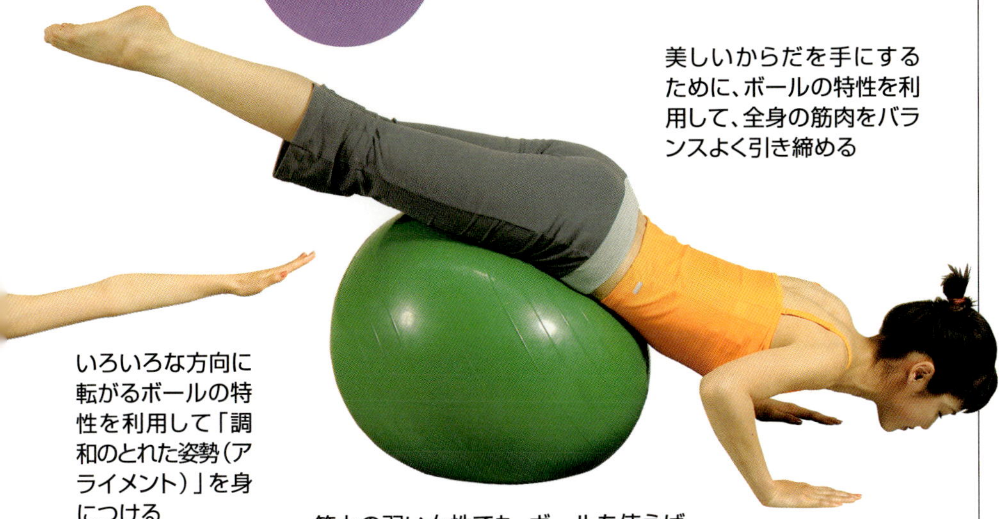

美しいからだを手にするために、ボールの特性を利用して、全身の筋肉をバランスよく引き締める

いろいろな方向に転がるボールの特性を利用して「調和のとれた姿勢（アライメント）」を身につける

筋力の弱い女性でも、ボールを使えば効果的な筋力アップが可能に。ボールを使うことで、からだを支える部分（腕など）にかかる負担を軽減でき、プログラムをこなせるようになる

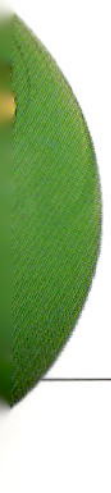

バランスボールの選び方

「ひざが約90度」をめやすにボールを選ぶ

身長	ボールサイズ
150〜164㎝	55㎝
164〜182㎝	65㎝
182〜㎝	75㎝

※ボールのサイズは直径

ボールの大きさもいろいろ。身長を基準に、自分のからだに合ったサイズを選ぶことが大切
65㎝
55㎝

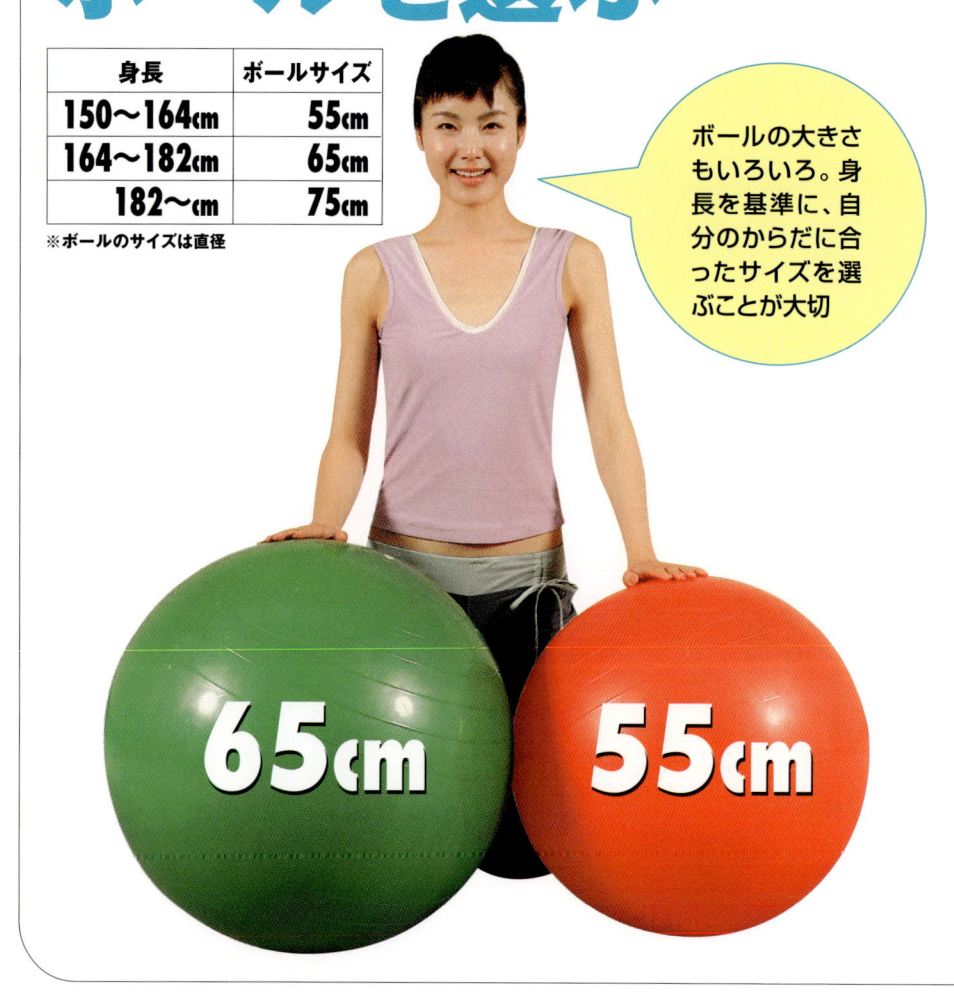

身長を基準にボールの大きさをチョイスする

ボール選ぶとき、まず大切なのがサイズです。正しい姿勢（p54-55参照）でしっかりエクササイズするために、身長を基準にしてサイズを決めます。

ボールの上に座ったとき、あしがぴったりと床につき、ひざの角度が約90度になる大きさがベターです。

したがって、背が高い人には、大きいボールが適していると言われています。

また、バランスボールにはさまざまな種類があります。どれを選ぶかは好みにもよりますが、やはり質のよいもの（ゴムの素材がしっかりしたタイプ）の方が、安定してエクササイズができるでしょう。

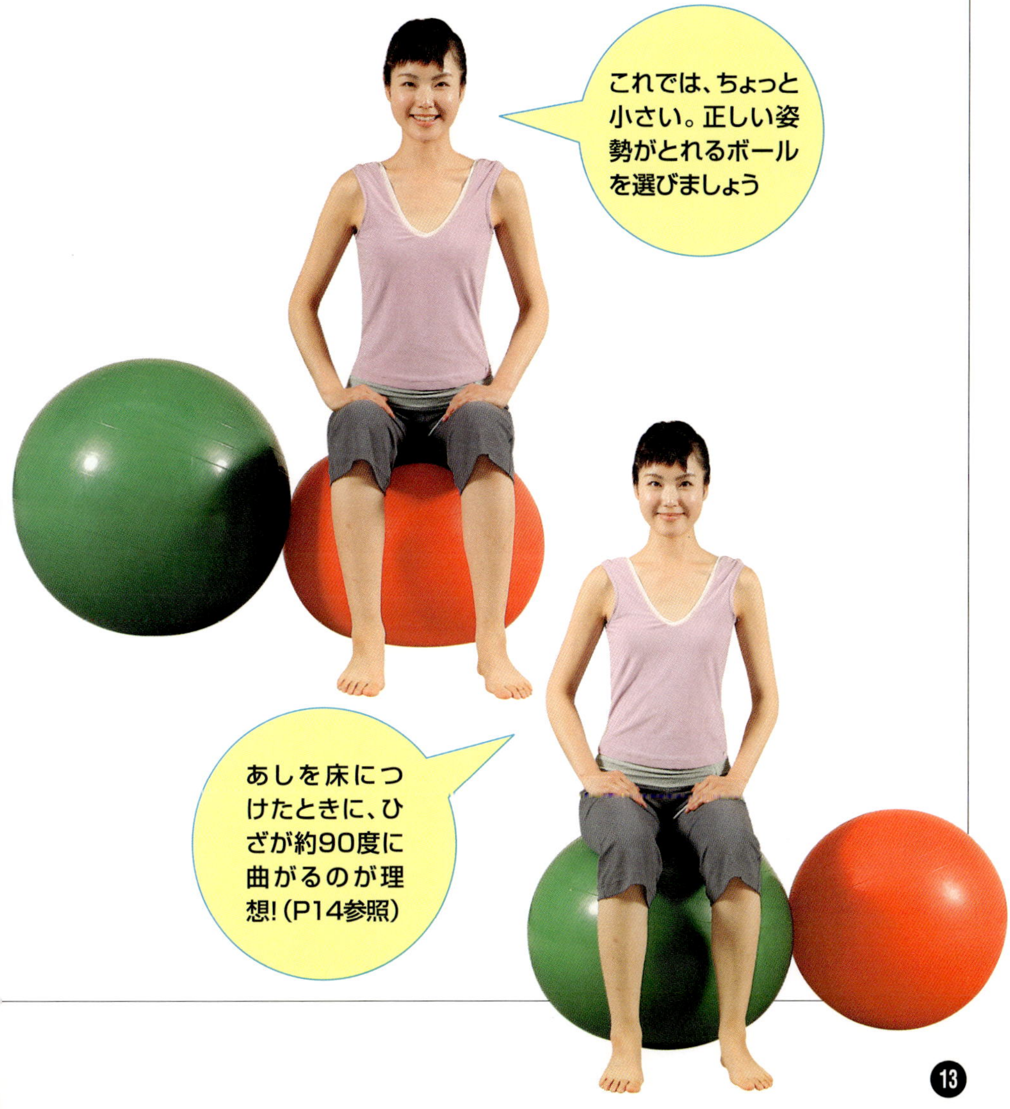
これでは、ちょっと小さい。正しい姿勢がとれるボールを選びましょう
あしを床につけたときに、ひざが約90度に曲がるのが理想!（P14参照）

空気の入れ方

ボールの空気圧でエクササイズのレベルが調節できる

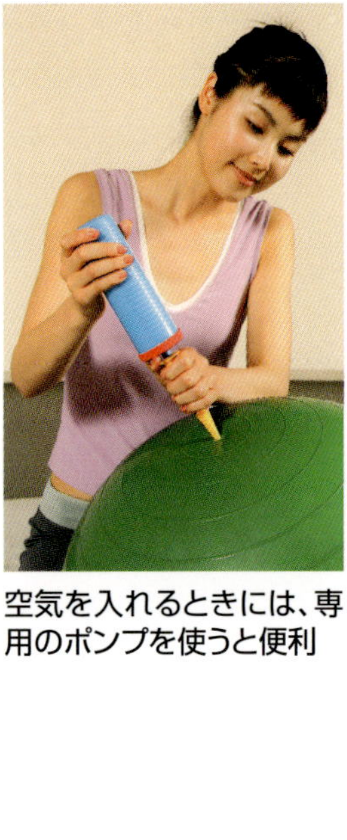

空気を入れるときには、専用のポンプを使うと便利

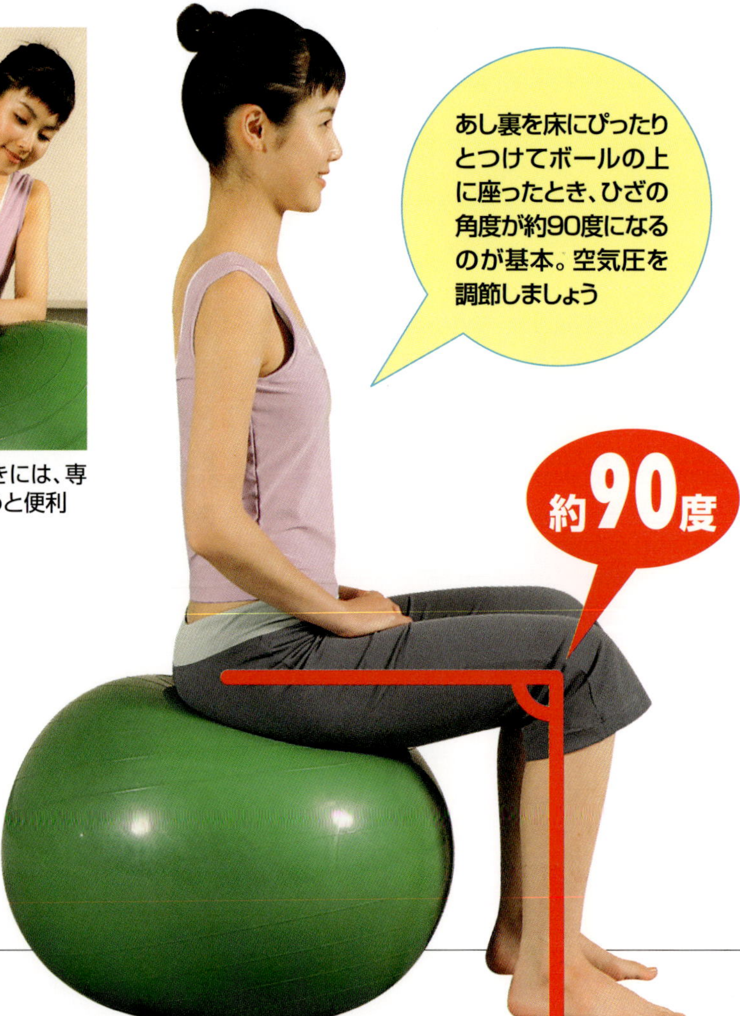
あし裏を床にぴったりとつけてボールの上に座ったとき、ひざの角度が約90度になるのが基本。空気圧を調節しましょう
約90度

適度な弾力でエクササイズを行う

エクササイズの効果を十分に得るには、ボールに適度な弾力を保っておくことも大切です。空気が入りすぎてパンパンになっていないか、少し押しただけでへこまないかをチェック。

ただし、エクササイズを行ってみて、なかなかバランスがとれないようなら、空気圧を低くしてボールに安定感をだしましょう。空気圧を変えることで、エクササイズのレベルを調節することができます。

空気圧は専用のポンプで調節できるので、各エクササイズに合わせて、やりやすいように空気圧を変えるとよいでしょう。

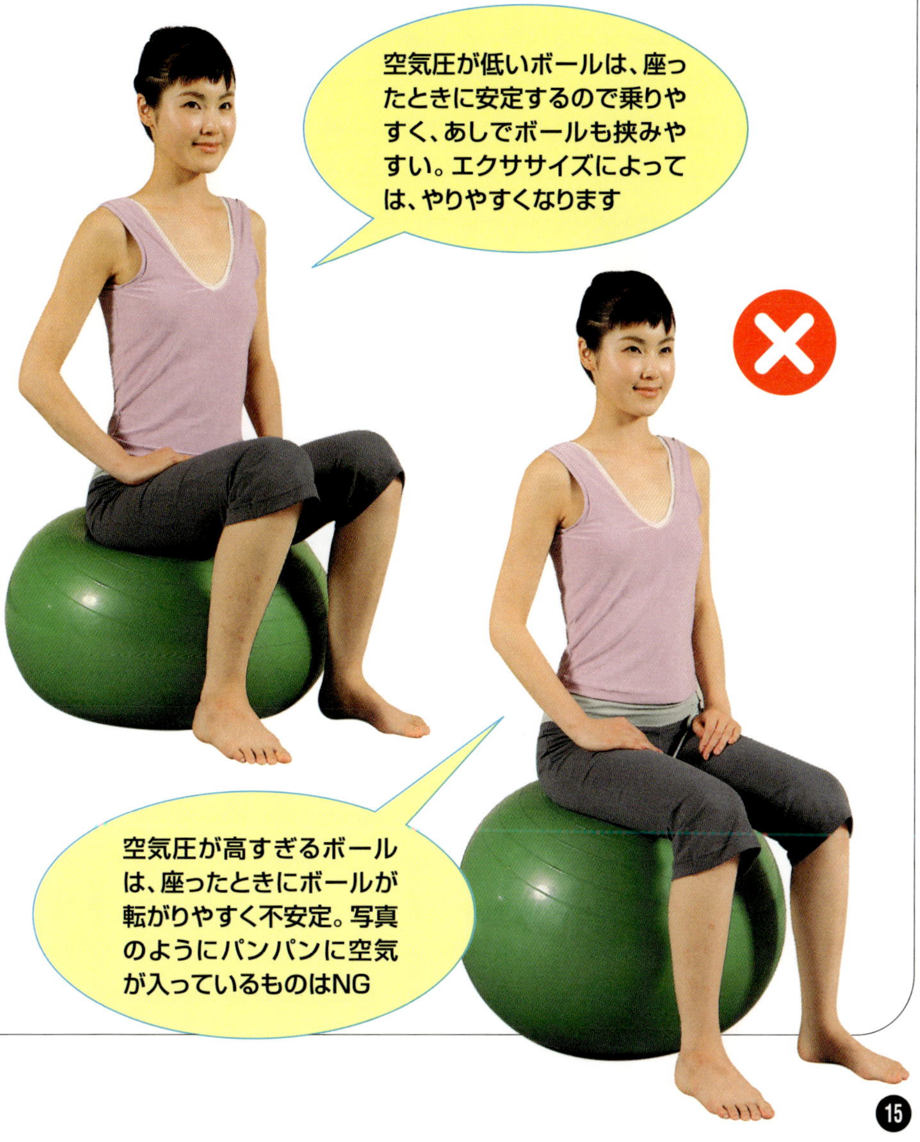
空気圧が低いボールは、座ったときに安定するので乗りやすく、あしでボールも挟みやすい。エクササイズによっては、やりやすくなります
空気圧が高すぎるボールは、座ったときにボールが転がりやすく不安定。写真のようにパンパンに空気が入っているものはNG

バランスボールを使うときの注意点

広い場所を確保してゆっくりと正確な動きを心がける

バランスがとりにくいときはボールを固定して

バランスボールは、運動の得手、不得手にかかわらず、誰にでも気軽にエクササイズできるツールですが、いくつかの注意点があります。

まず、ボールはどこに転がるかわからないので、できる限り広いスペースを確保しましょう。まわりにテーブルやイスなどがあると、バランスを崩して接触するなど、ケガをしてしまう危険性もあるので、スペースの確保には十分な配慮をしましょう。ボールが転がってうまくエクササイズができない場合は、ボールの前後に座布団を置いてみたり、壁につけたりするという方法もあります。

また、ゴム製のボールは、鋭利なものや火気が苦手です。品質のよいボールは、穴が空いてもすぐに破裂することはありませんが、空気漏れを起こしたら新しいものに替えましょう。

そして、エクササイズを確実に効率よく行うためには、ゆっくりと正しい動きを心がけます。最初は筋肉痛になる人もいると思いますが、定期的にエクササイズを続ければ痛みは数日で治まります。もし、なかなか痛みが引かない場合は、医師に診てもらうようにしてください。

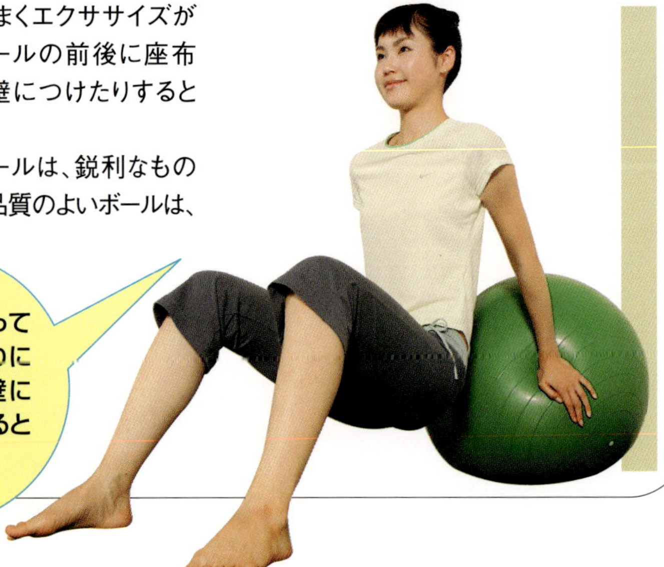

ボールが転がってバランスをとりにくいときは、壁にボールをつけると安定します

PART 1
気になる部分をシェイプアップ

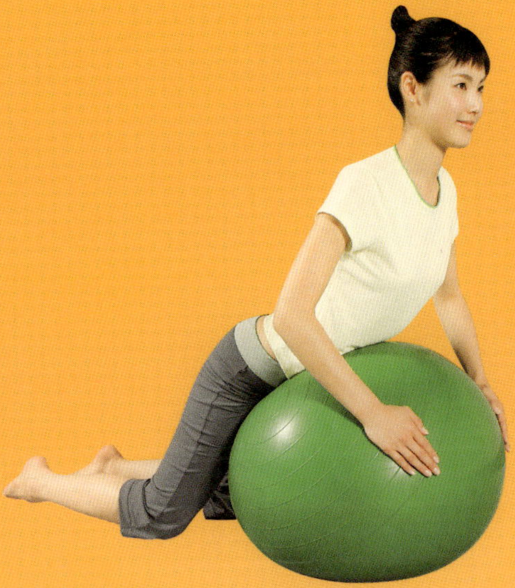

下腹すっきり
くびれをつくる
おしりを小さく
太ももほっそり
二の腕ほっそり
背中すっきり

代謝を高めて
キレイにやせよう

バランスボールを使ってからだの代謝機能を高めます

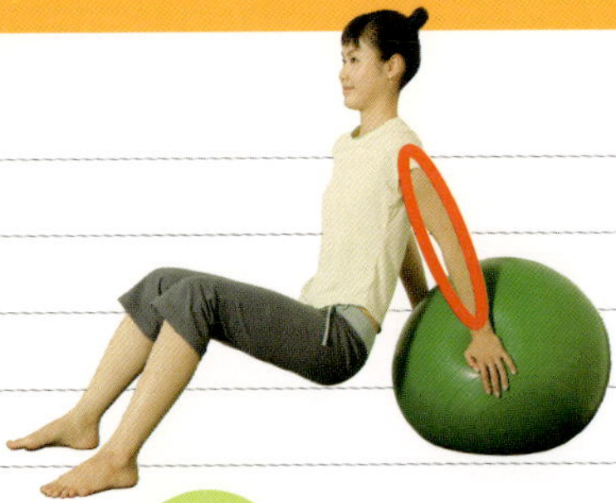

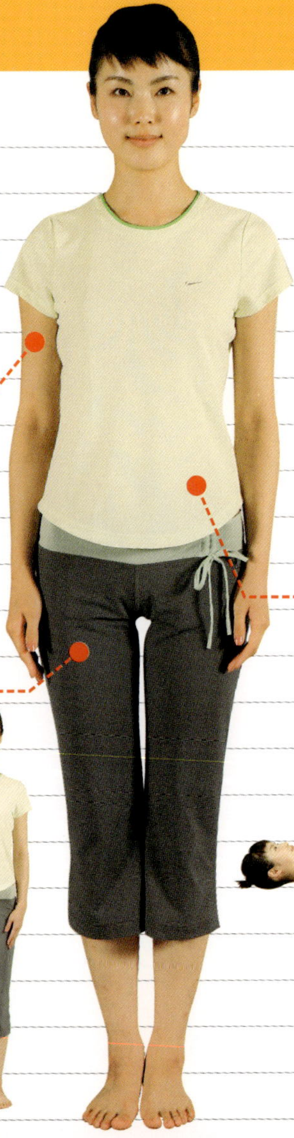

二の腕

私たちの日常生活を見ると、手前に「引く」動作が多いため、腕の前の筋肉だけ発達しやすい

ウエスト

ひねる動作が少ないと、ウエストにくびれがなくなる。下腹部には骨がないので、腹筋で内臓を支えなければ下腹がぽっこり出てしまう

太もも

運動不足の最たるもの。歩かないと太ももに贅肉がついてしまう

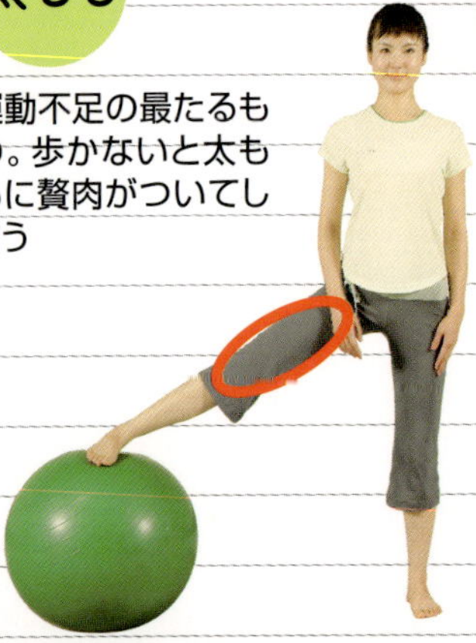

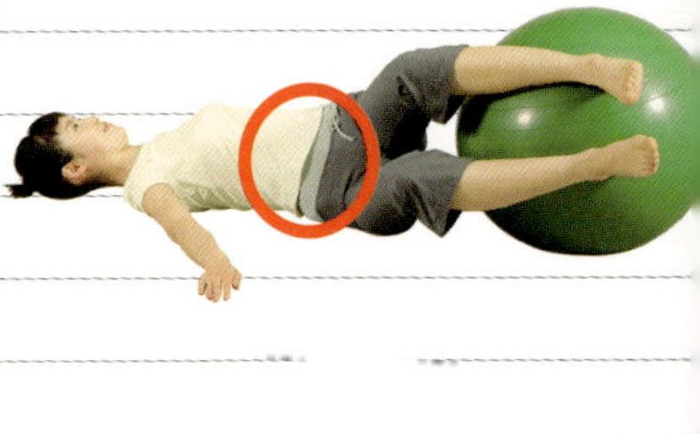

筋肉の代謝機能が高まると、消費カロリーもアップする

肥満の原因はシンプルです。エネルギー摂取量が消費量よりも多い、いわゆる「食べ過ぎ」。そして、食事量は適当でも活動量が減ってしまう運動不足。さらに、これらが複合的に絡んだ3つのパターンに分けられます。

また、日常生活であまり使っていない部分の筋肉は、代謝が落ちて、その部分に脂肪がつきやすくなります。

気になる部分を引き締めるには、その筋肉を刺激し、代謝機能をアップさせることが必要。けれども、使わない筋肉は硬くなっているので、いきなりハードなトレーニングをするとケガの原因になります。

そこで最適なのがバランスボールのエクササイズです。あまり使わない筋肉の代謝機能が高まれば、生活の中でも消費されるエネルギーが増え、引き締まったボディに近づけるでしょう。

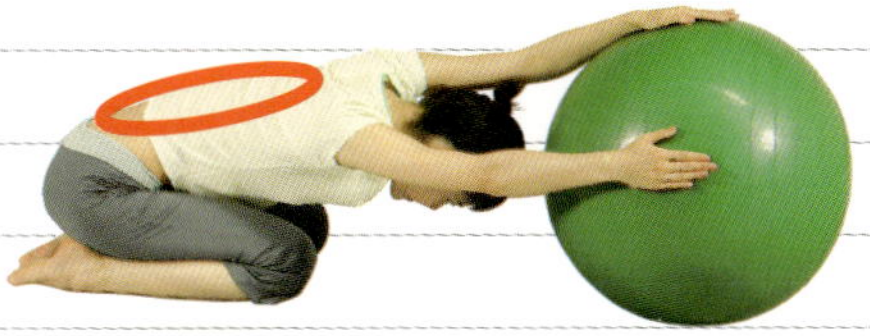

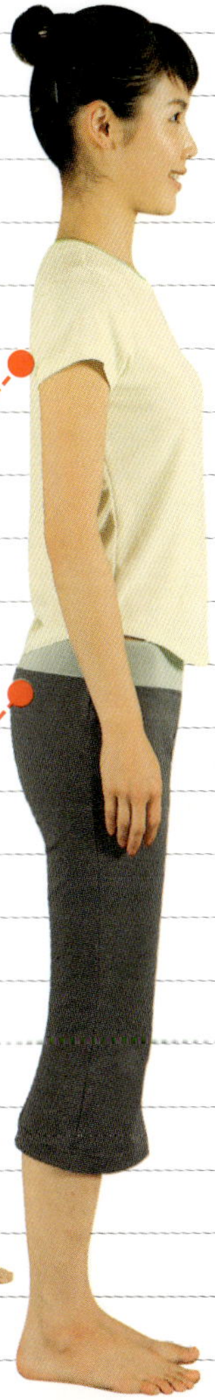

背中

姿勢が悪いと猫背になり筋肉が硬くなってしまう。そこに脂肪がつく

おしり

股関節が硬い人は、あしを後ろに伸ばす動きが苦手。歩く時は、おしりや太ももの裏の筋肉を意識することが大切

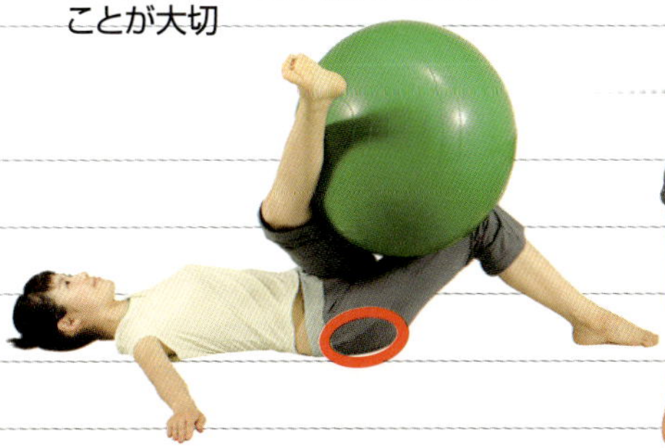

下腹すっきり 1

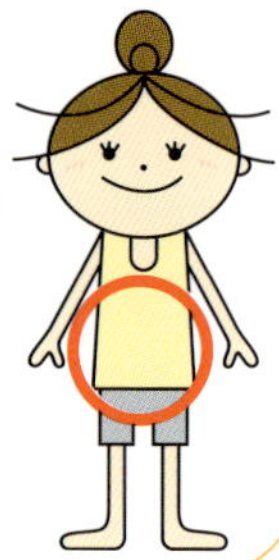

Prone Tuck

運動のめやす	上げ下げで 1 回	8~12 回 2 セット

腕に体重をかけながら、おしりを持ち上げる

ボールの上にうつ伏せになり、腕立て伏せをするときのような姿勢をとります。あしを地面から浮かせ、徐々に腕に体重をかけながら、おしりを天井方向へ持ち上げるイメージで下腹に力を入れます。ボールからおなかが浮いたところで約2秒間静止して、元の姿勢にゆっくりと戻りましょう。

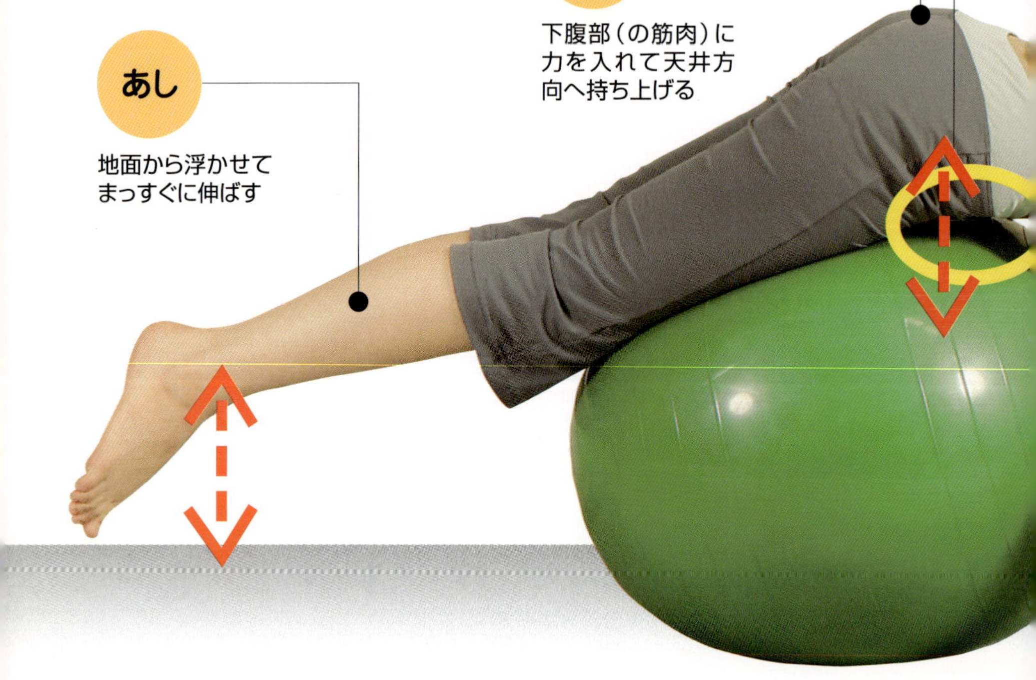

おなか
ボールからおなかが浮いたら、約2秒静止
おしり
下腹部（の筋肉）に力を入れて天井方向へ持ち上げる
あし
地面から浮かせてまっすぐに伸ばす

1 ボールの上で腕立て伏せの体勢をとる

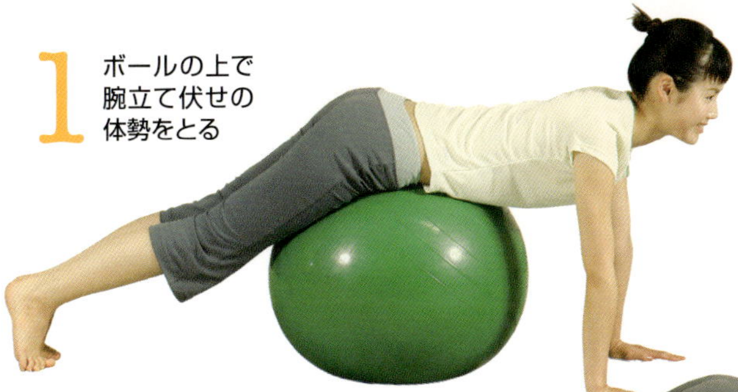

2 あしを地面から浮かせ、腕の方へ体重を移動させる

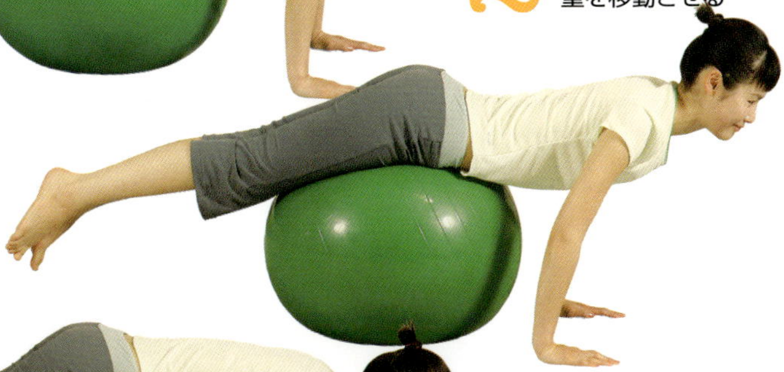

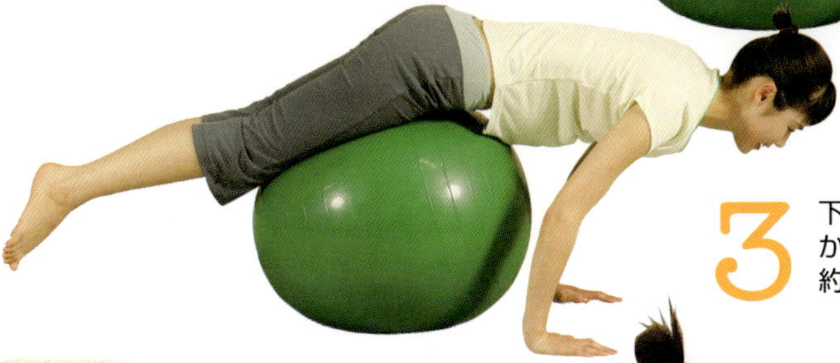

3 下腹部に力を入れて、ボールからおなかが浮いたところで約2秒静止し、元の姿勢に戻る

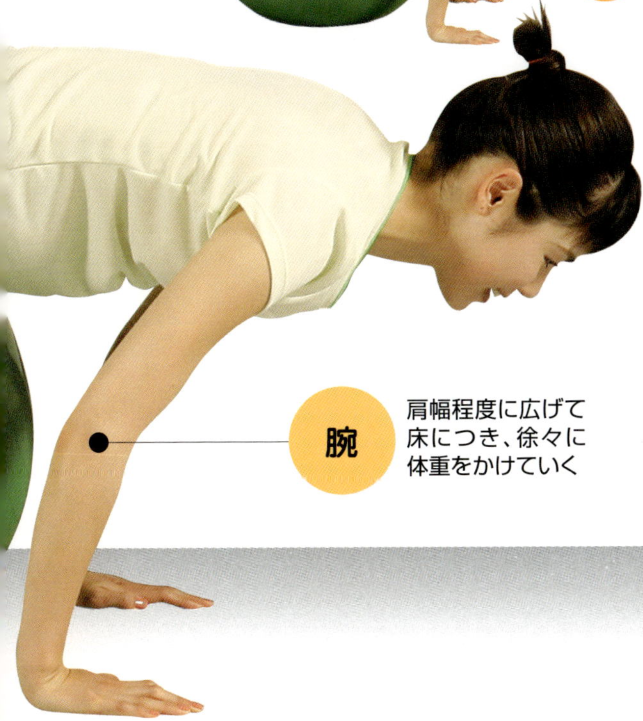

腕 肩幅程度に広げて床につき、徐々に体重をかけていく

下腹すっきり ②

Supine Tick with Knee Bent

運動のめやす　上げ下げで1回　30~40回 3セット

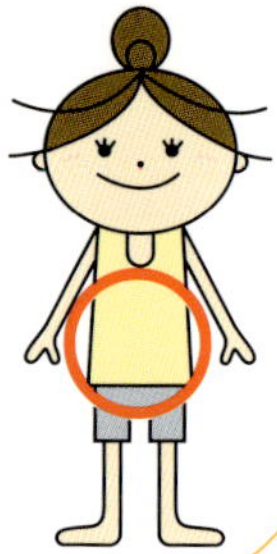

両あしにボールを挟み、腹筋を使って上下させる

あお向けになり、あしを上げ、ひざを曲げてボールをおしりとかかとの間に挟みます。このとき、かかとでおしりの方向へ力を加えておくと、ボールが下へ落ちません。ボールを落とさないように気をつけながら、ゆっくりと股関節を曲げて下腹部に力を入れていきます。ここでのポイントは、あしには余計な力を入れないことです。

かかと ボールが下に落ちないように、かかとでおしりの方向へ力を加える

ひざ 骨盤より少し広げた方がボールを挟みやすい

下腹 下腹に力を入れながら、股関節を曲げていく

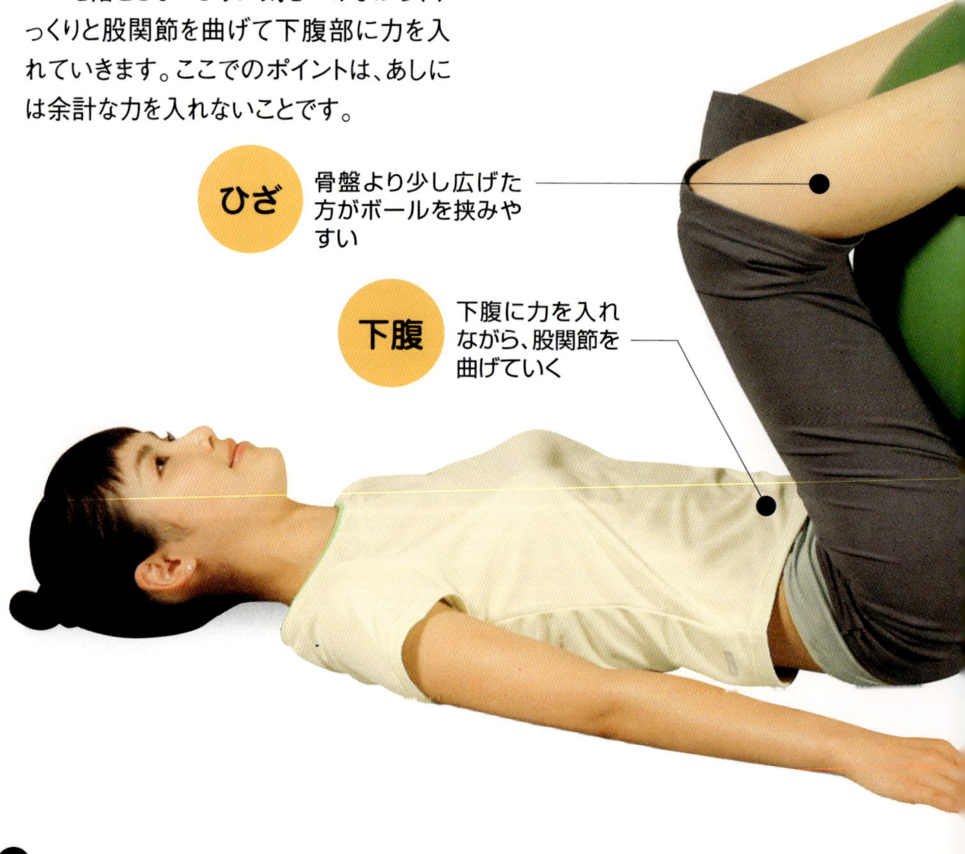

1 あお向けに寝て、おしり
とかかとの間にボール
を挟む

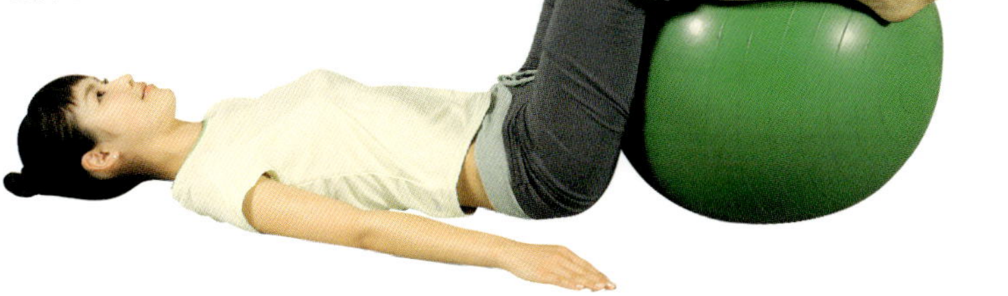

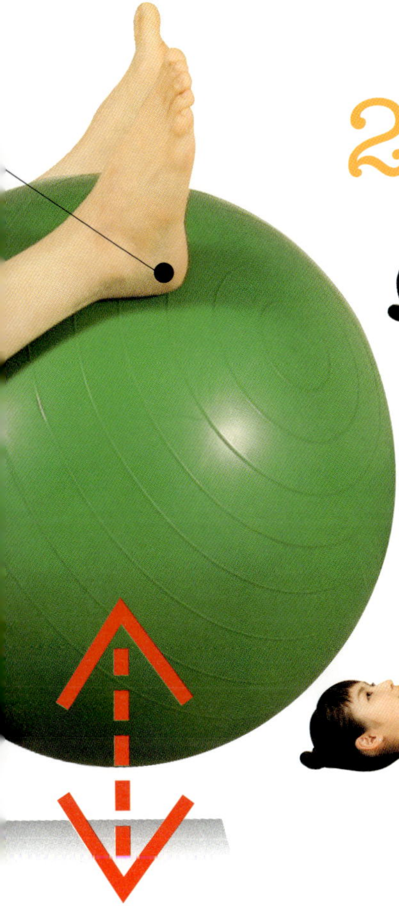

2 下腹に力を入れながら
股関節を曲げてボール
を持ち上げる

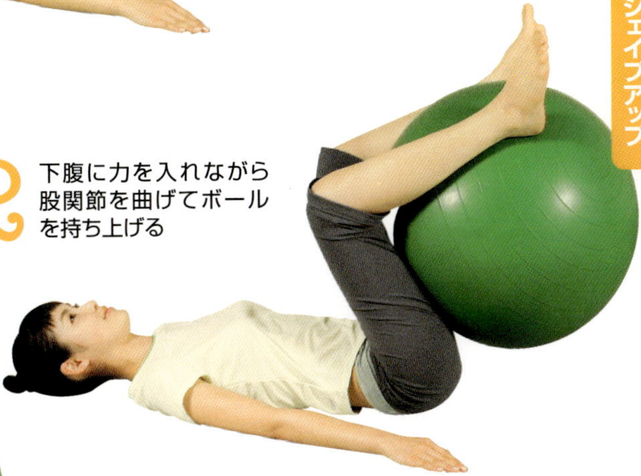

3 ボールを落とさない
ように注意して、元の
姿勢に戻る

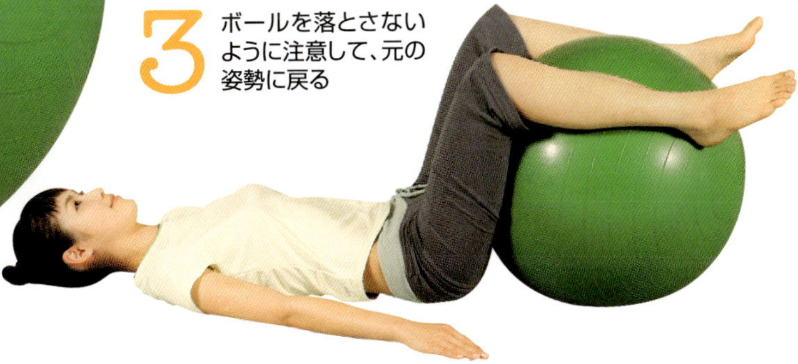

下腹すっきり ③

The Lower Abdomen

運動のめやす	左右で1回	6~8回 2セット

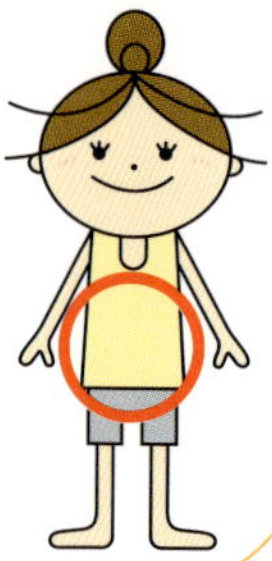

両あしをまっすぐ伸ばして左右にゆっくり回す

下腹ぽっこりはもちろん、太もものたるみも引き締めます。あお向けの状態から腕を使って上半身を少し起こし、両あしでボールを挟んで持ち上げ、股関節を約90度に曲げていきます。ボールの位置は固定したまま、自分から見てあしが正面で重なるように、左右のあしを交互にゆっくり回します。ポイントは、下腹に力を入れて両ひざをまっすぐ伸ばすこと。

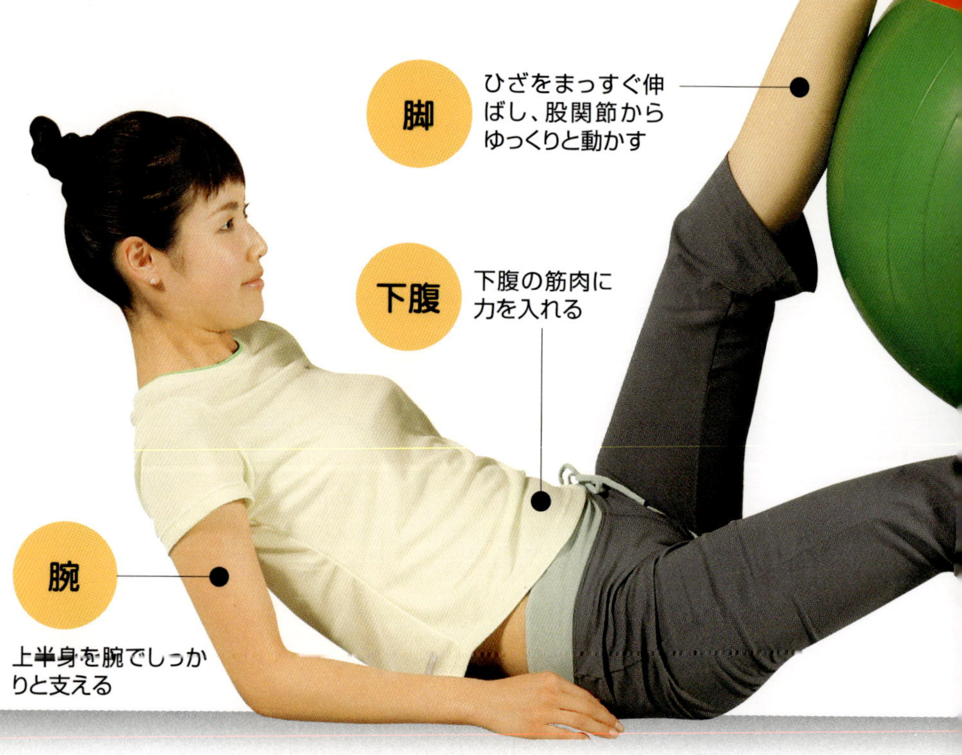
脚
ひざをまっすぐ伸ばし、股関節からゆっくりと動かす
下腹
下腹の筋肉に力を入れる
腕
上半身を腕でしっかりと支える

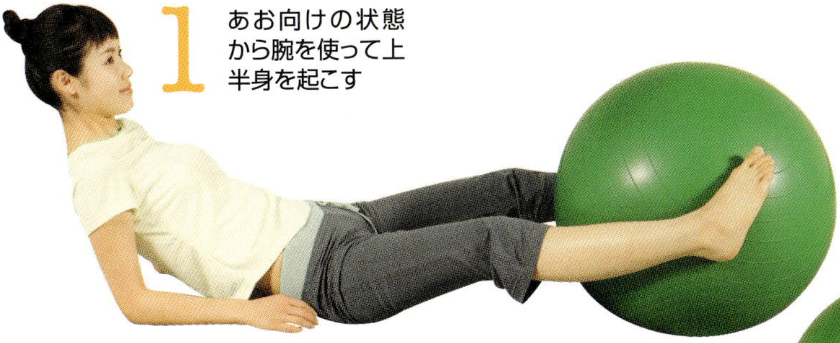

1
あお向けの状態から腕を使って上半身を起こす

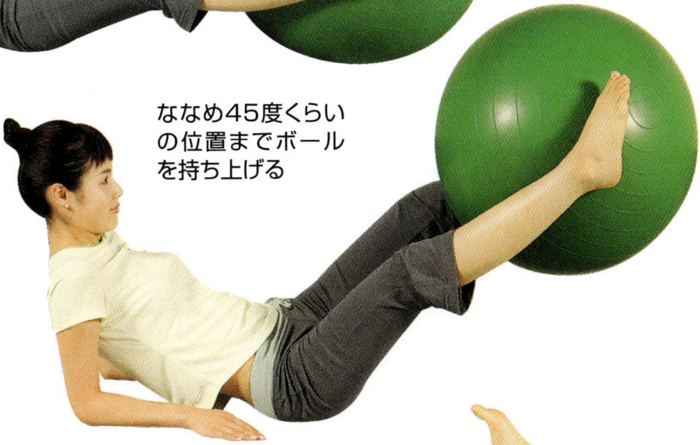

2
ななめ45度くらいの位置までボールを持ち上げる

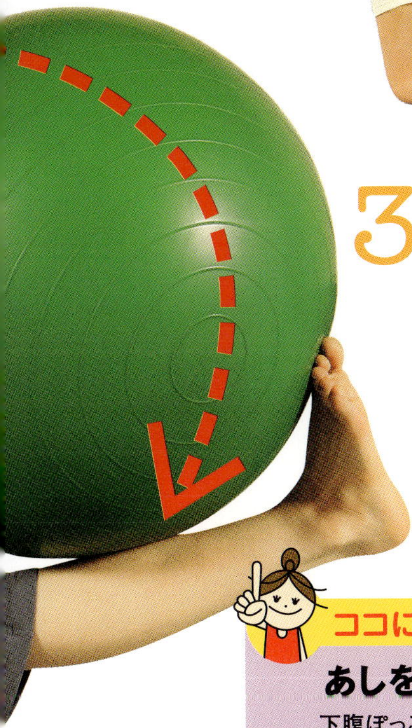

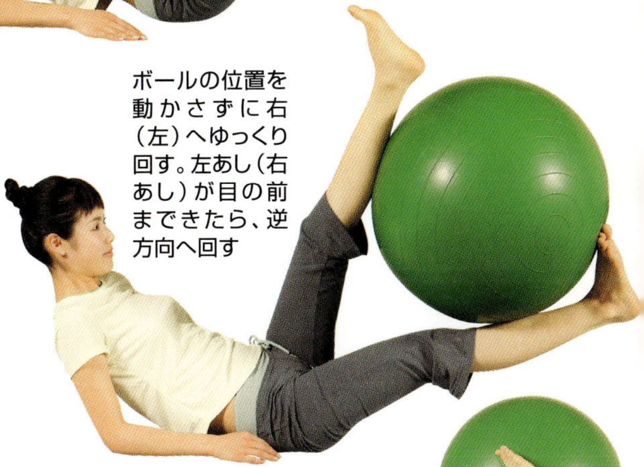

3
ボールの位置を動かさずに右（左）へゆっくり回す。左あし（右あし）が目の前まできたら、逆方向へ回す

ココに注意

あしを高く上げすぎない

下腹ぽっこりを解消するためには、下腹部の筋肉を集中して鍛える必要があります。あしを高く上げすぎると、下腹部に負担がかからないので気をつけましょう。

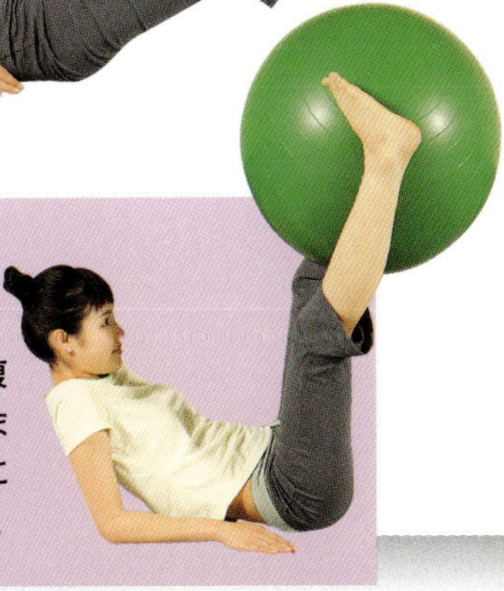

くびれをつくる 1

Side Roll Stretch

運動のめやす	左右で1回	12~15回 2セット

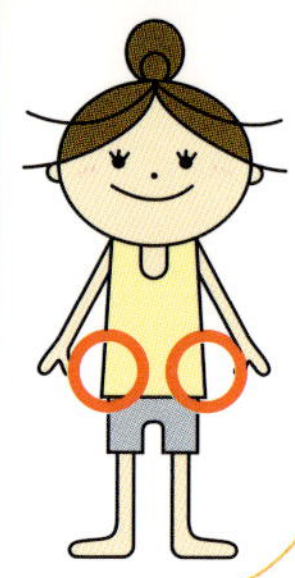

上半身

肩甲骨を床に押しつけ、上半身が浮かないように注意する

腰

気持ちいいと感じるところまでひねる

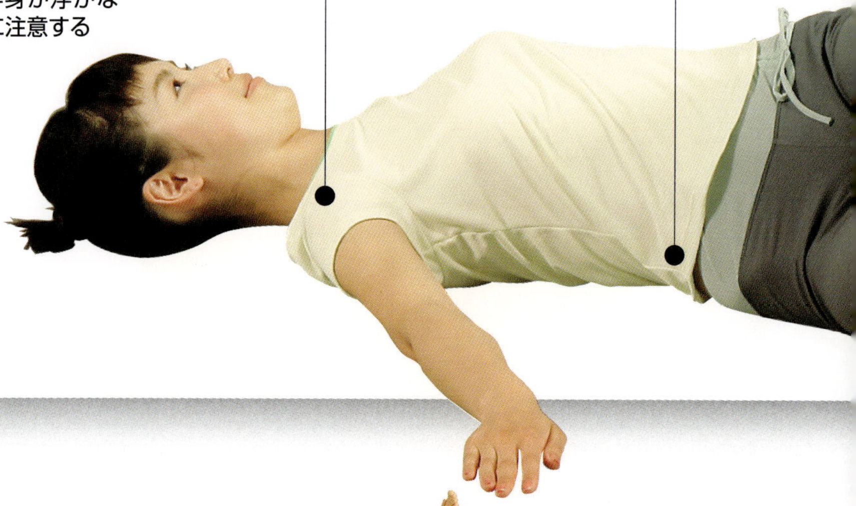

1 あお向けに寝て、ふくらはぎをボールの上に乗せる

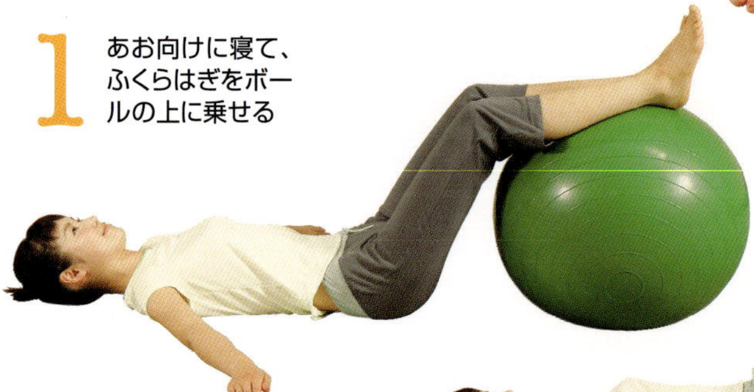

2 肩（肩甲骨）を床につけたまま、からだを右にひねる

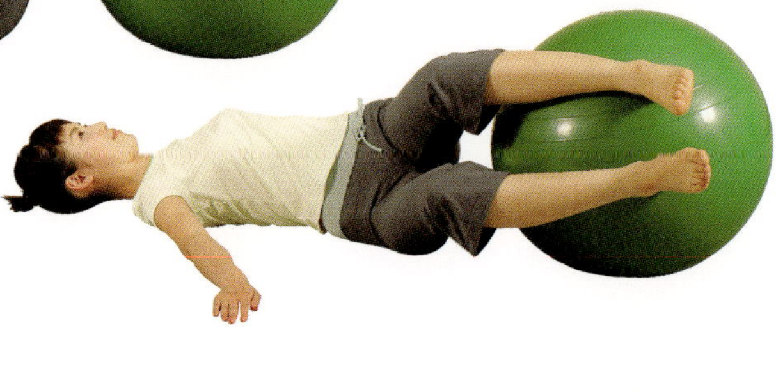

あしをボールの上に乗せてからだをひねる

あお向けに寝て、ボールの上に両あしのふくらはぎを乗せます。その体勢をキープしたまま、からだを左右交互にゆっくりとひねりましょう。このとき、大きくひねりすぎないことが大切です。肩（肩甲骨）が床から離れないように意識すると、からだをしっかりとひねることができます。

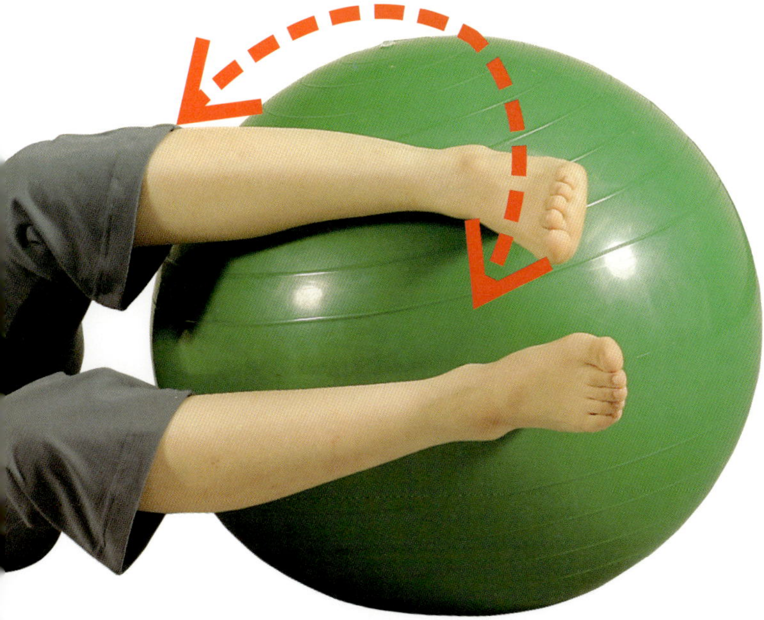

3 ゆっくりと元の姿勢に戻る

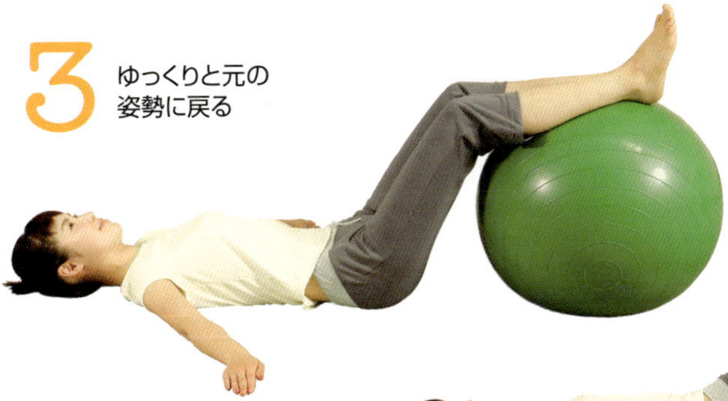

4 同じようにからだを左へひねる

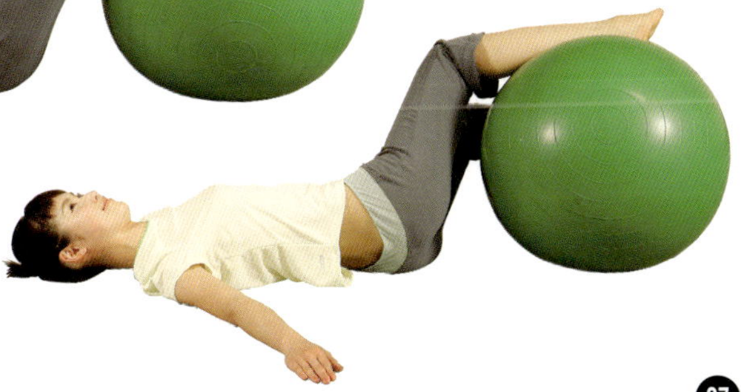

くびれをつくる ②

Double Arm Lifts Trunk Rotation

運動のめやす	左右で 1 回	10～12 回 3 セット

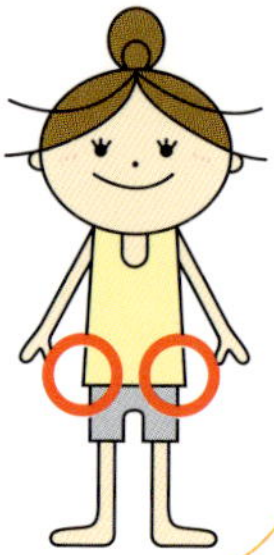

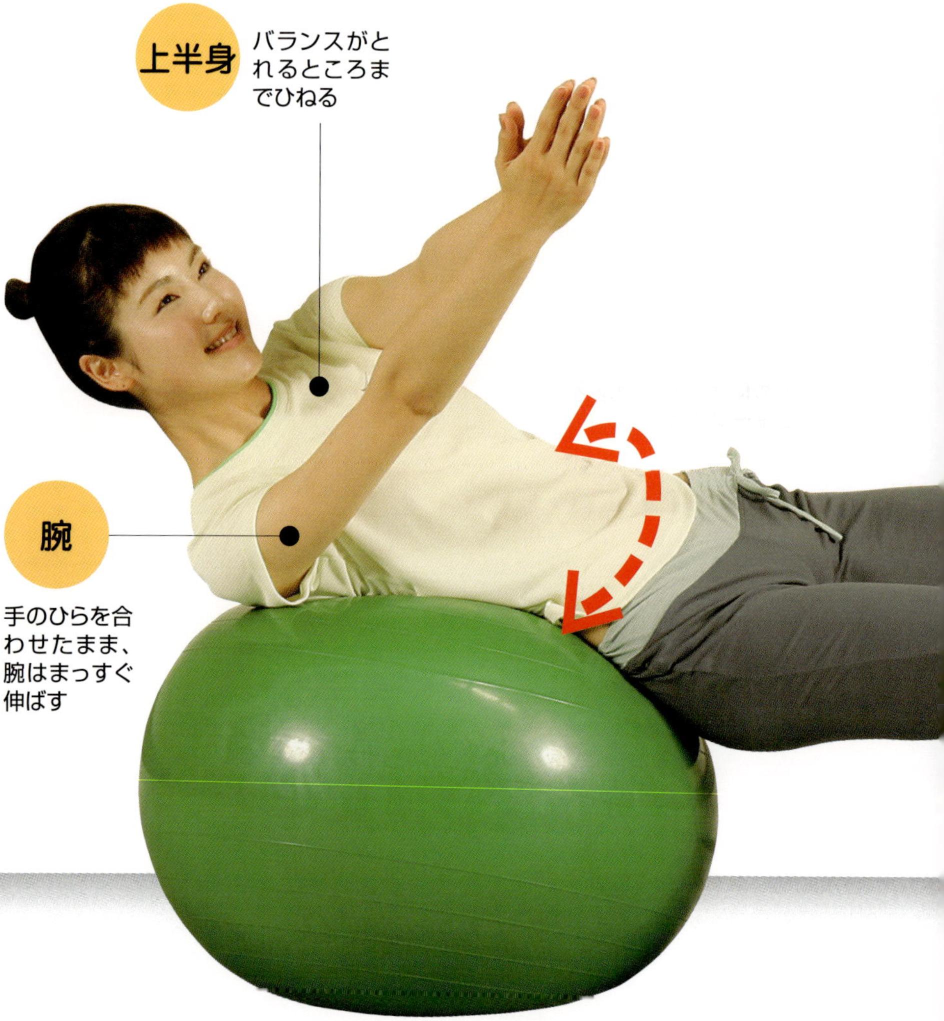
上半身
バランスがとれるところまでひねる
腕
手のひらを合わせたまま、腕はまっすぐ伸ばす

ボールの上であお向けになり上半身を左右にひねる

ボールの上であお向けになり、両あしを開いてバランスをとります。両手を上へかざし、手のひらを合わせてひじを伸ばします。手のひらを離さず腕でリードしながら、上半身をゆっくりと左右交互にひねりましょう。必要以上に大きくひねるとバランスを崩してしまうので、無理なくできる範囲で挑戦してください。

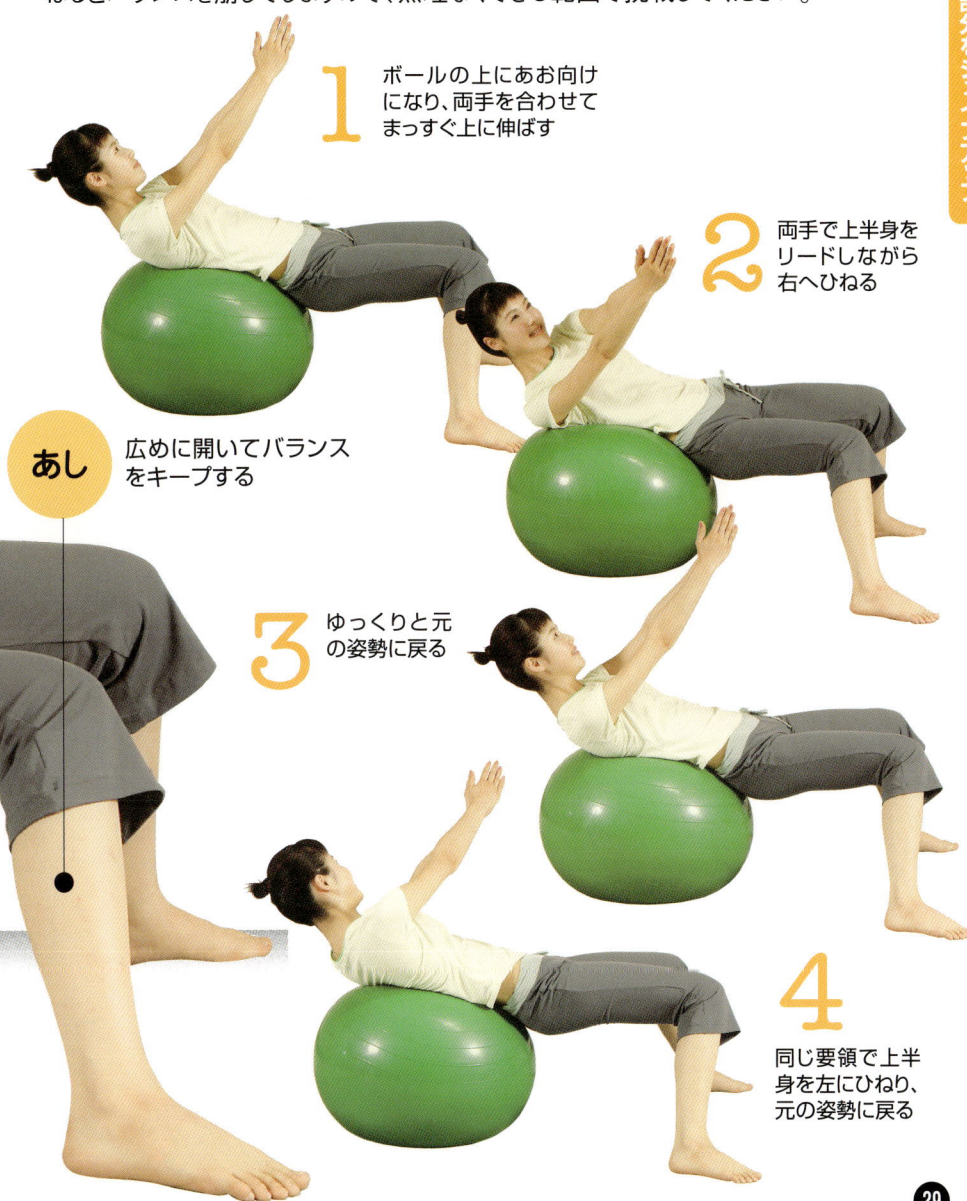

1 ボールの上にあお向けになり、両手を合わせてまっすぐ上に伸ばす

2 両手で上半身をリードしながら右へひねる

3 ゆっくりと元の姿勢に戻る

4 同じ要領で上半身を左にひねり、元の姿勢に戻る

あし 広めに開いてバランスをキープする

おしりを小さく 1

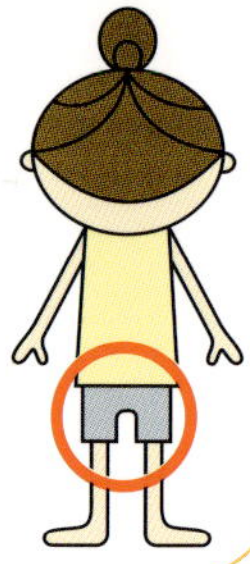

Thigh Rotation

運動のめやす	左右で1回	10~12回 3セット

両あしの間にボールを挟み、太ももを左右にひねる

あお向けになり、両うでを開いてバランスをとります。片方のあしは股関節とひざを曲げ、もう一方のあしは天井方向へまっすぐ伸ばし、写真（P31-1）のようにボールを挟みます。曲げた方のあしは固定して、伸ばしているあしでボールを転がすようにして内側と外側へひねります。このとき、ひねり過ぎに気をつけてください。

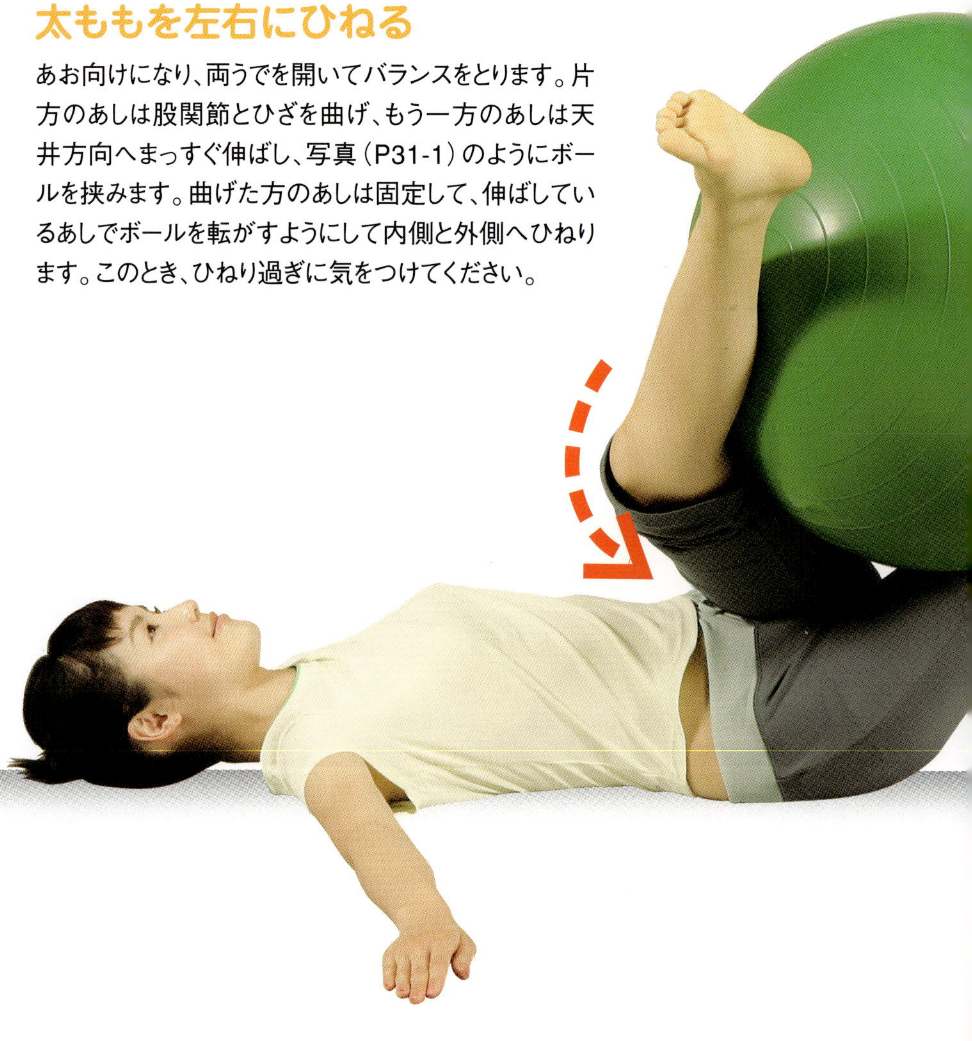

1

あお向けに寝て両あしでボールを挟む

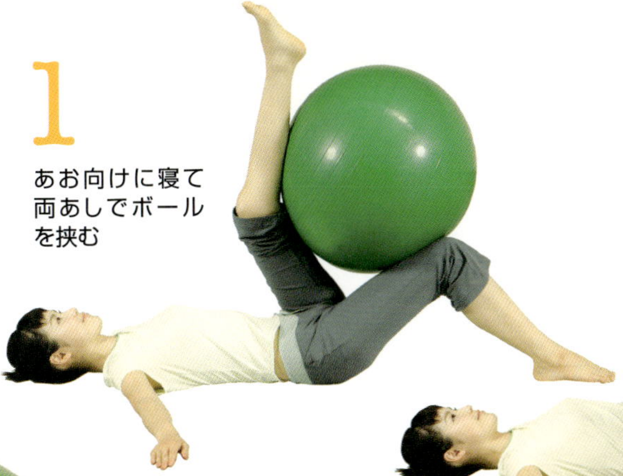

2

右あしは固定し、左あしはボールを転がすように動かす

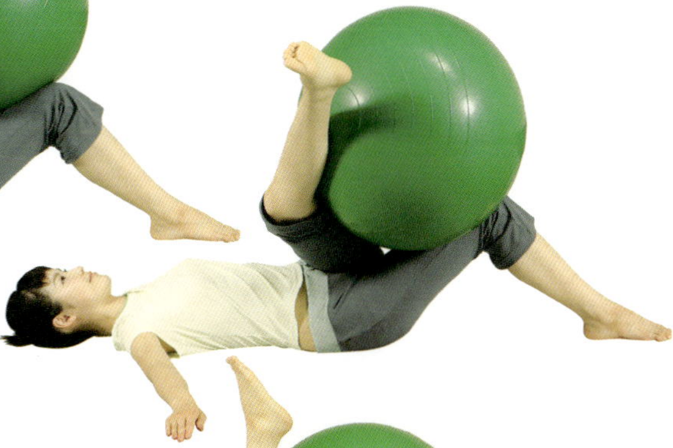

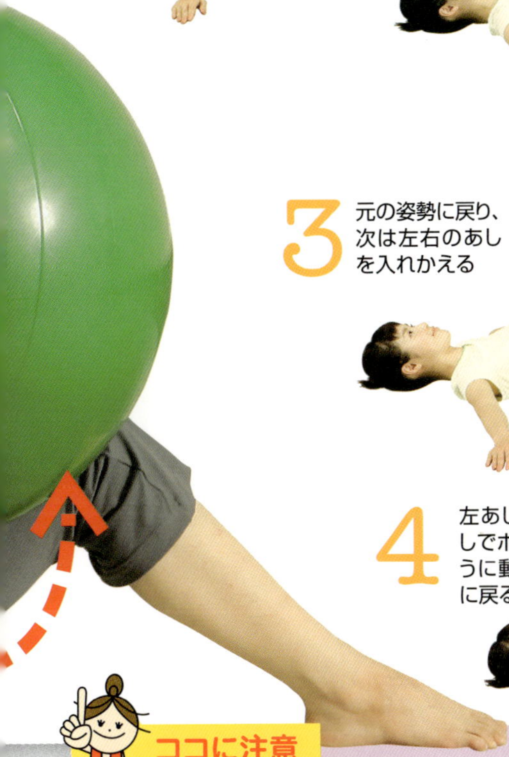

3

元の姿勢に戻り、次は左右のあしを入れかえる

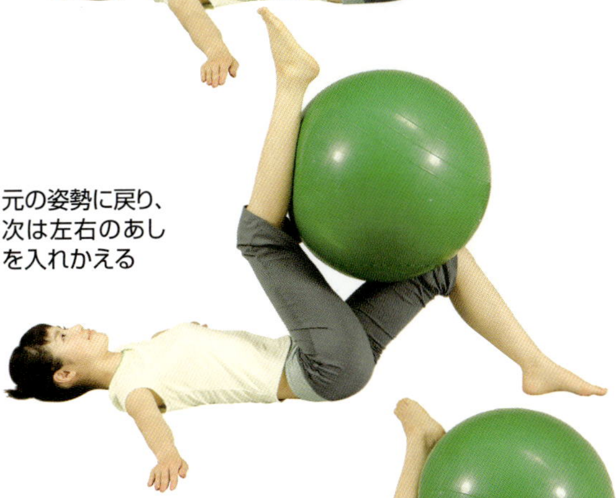

4

左あしは固定し、右あしでボールを転がすように動かし、元の姿勢に戻る

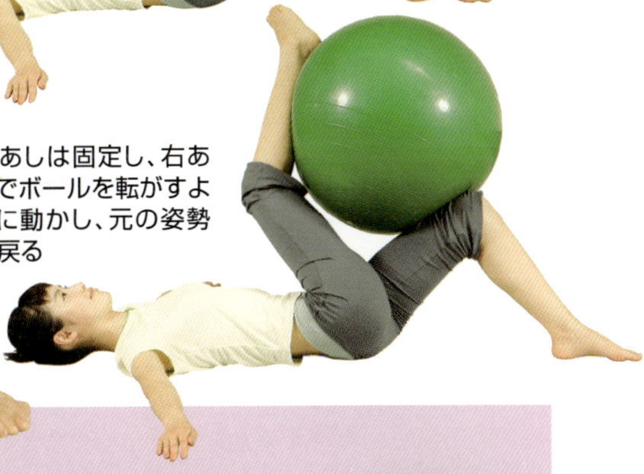

ココに注意

ひねり過ぎは禁物

あしをひねり過ぎると、上半身もひねられてしまうので、太もものエクササイズにはなりません。骨盤はかならず床につけたままで、股関節を動かすという意識を持ちましょう。股関節がやわらかくなると、あし全体がすっきりしてきます。

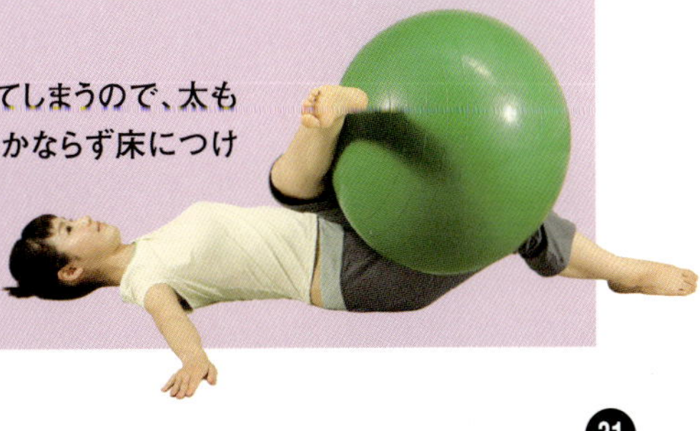

おしりを小さく 2

Wall Squat

運動のめやす	上下で1回	12~15回 3セット

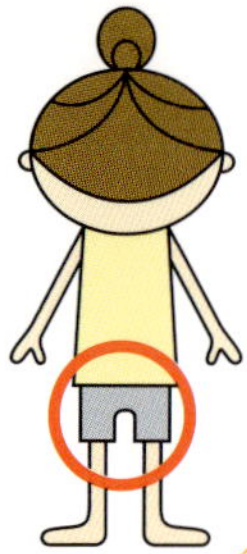

壁と背中の間にボールを挟んで、あしの曲げ伸ばし

壁と背中の間にボールを挟んで寄りかかり、背中でボールを上下に転がすようにしながら、あしの曲げ伸ばしを行います。ポイントは、あしを肩幅よりもやや広めに開いて立ち、立ち上がったときにひざを伸ばしきらないことです。こうすると、気になるおしりから太ももにかけての筋肉がシェイプアップされ、理想的なヒップラインをつくることができます。

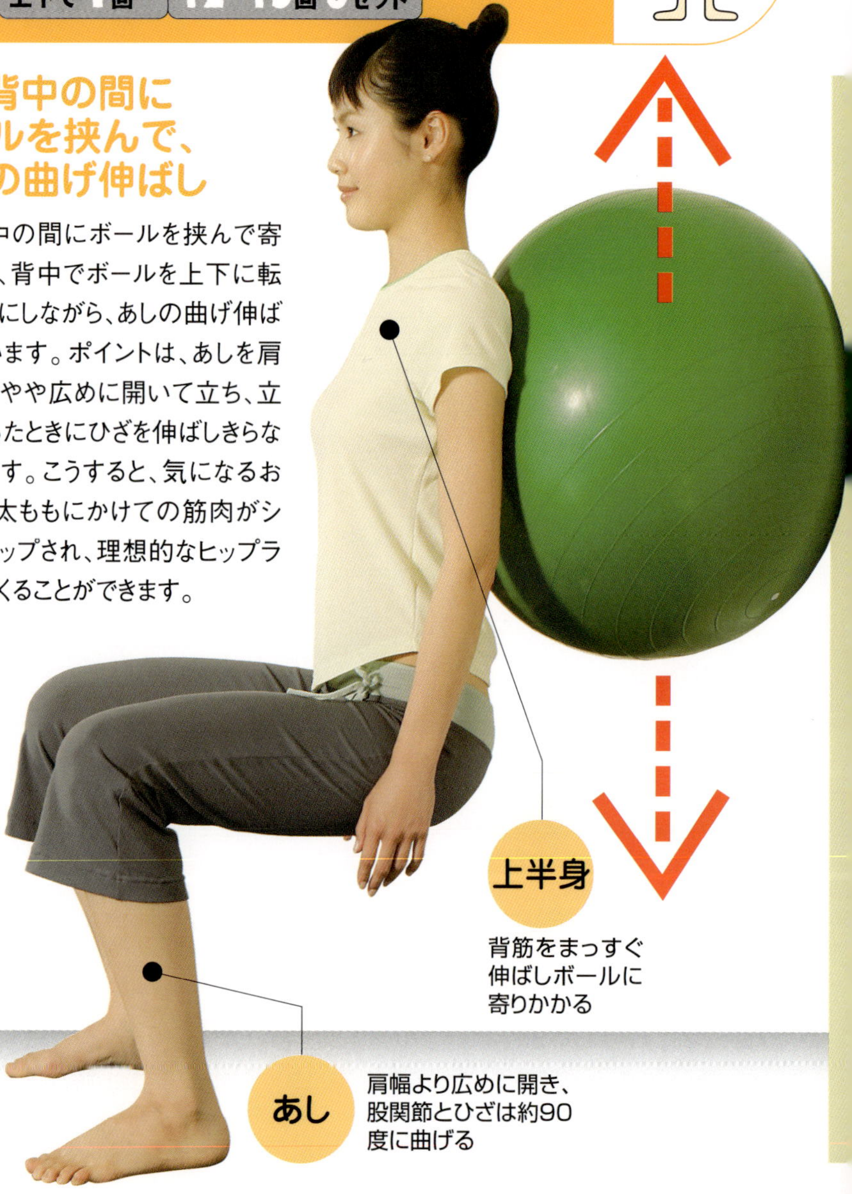

上半身
背筋をまっすぐ伸ばしボールに寄りかかる
あし
肩幅より広めに開き、股関節とひざは約90度に曲げる

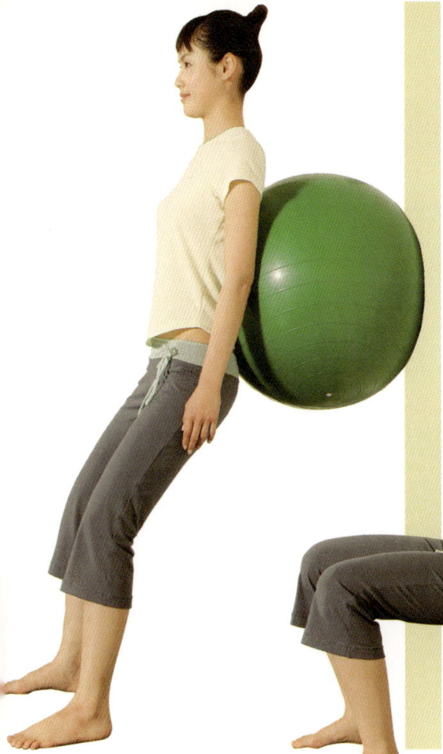

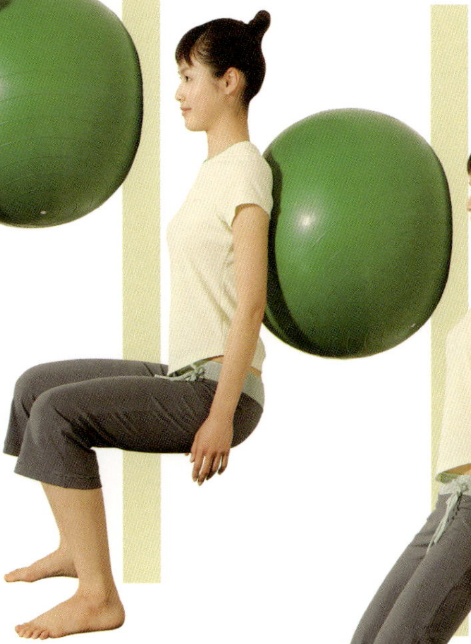

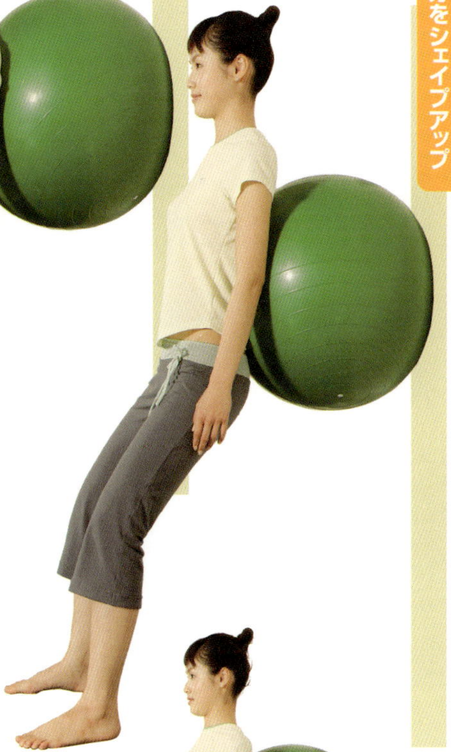

1 壁と背中の間にボールを挟み、寄りかかる

2 おしりの筋肉をゆるめてボールを背中で転がしながら、ひざを曲げる

3 おしりの筋肉を締めながら元の姿勢に戻る

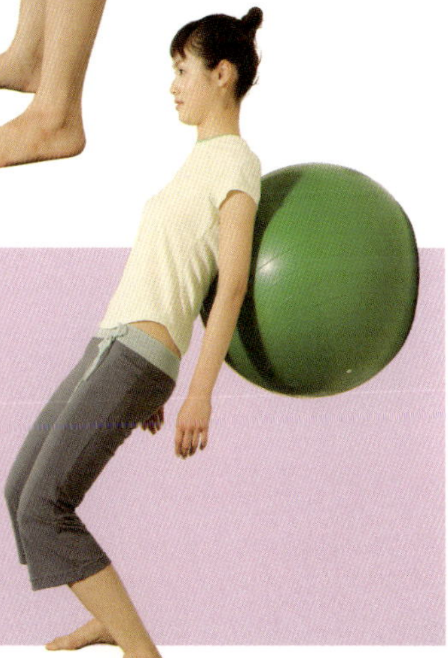

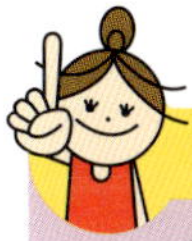

ココに注意

ひざをつま先より前に出さない

つま先よりもひざが前に出てしまうと、おしりから太ももにかけての筋肉に適度な力がかからず、効果が半減してしまいます。エクササイズの効果を100％引き出すには、正しい動きで行うことが大切です。

太ももほっそり ①

Adductor Stretch

運動のめやす	右あし連続 12~15回	左あし連続 12~15回	3セット

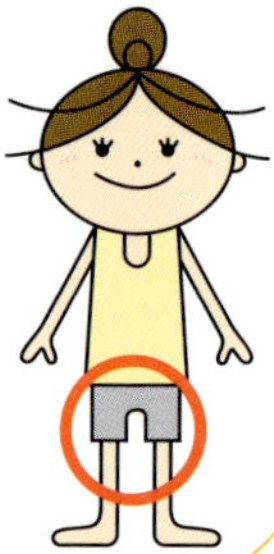

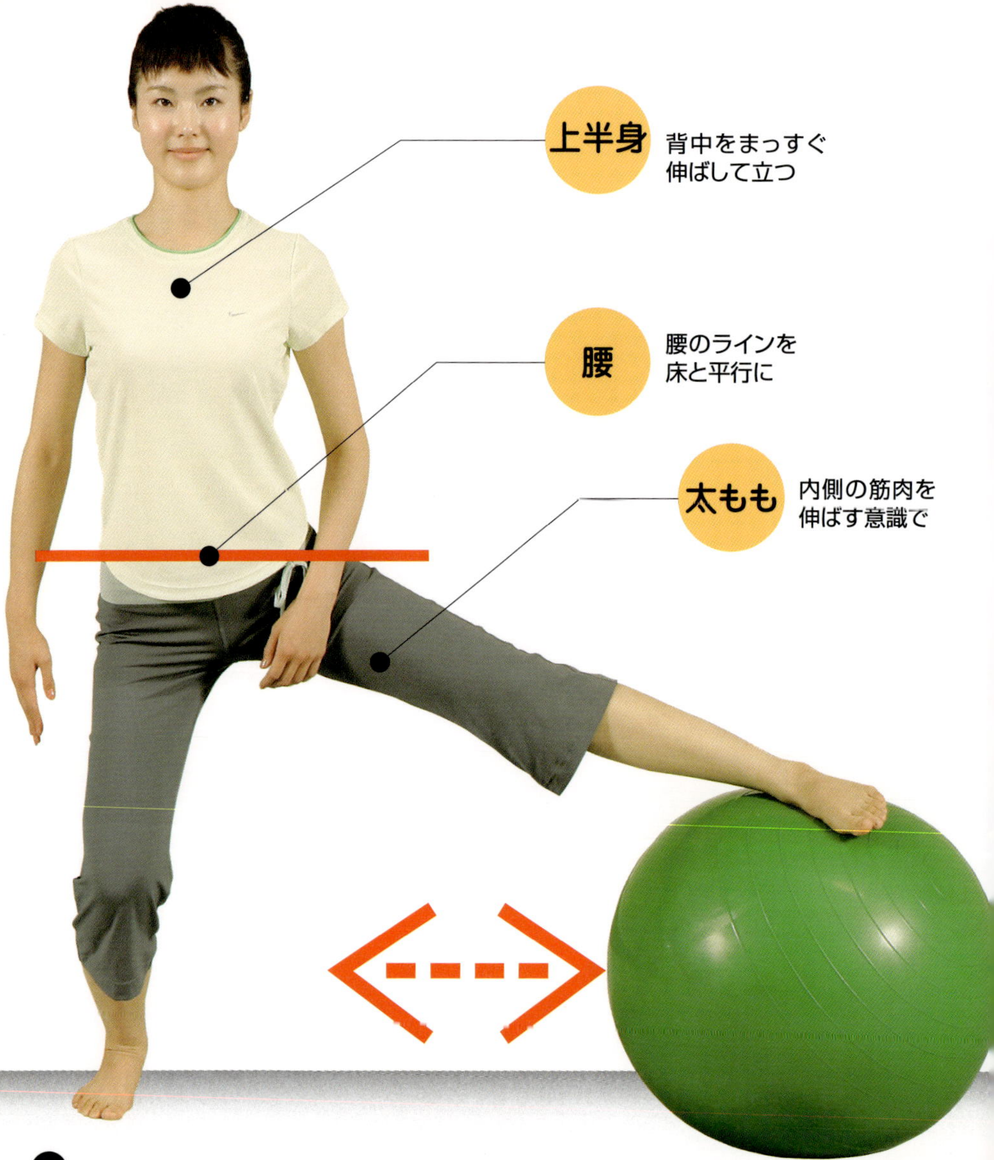
上半身
背中をまっすぐ伸ばして立つ
腰
腰のラインを床と平行に
太もも
内側の筋肉を伸ばす意識で

ボールの上に片あしを乗せて あしの曲げ伸ばし

片あしで立ち、もう一方のあしをボールの上に乗せます。背中をまっすぐ伸ばし、腰を床と平行にしたまま、ゆっくりひざを曲げていきます。このとき、乗せた方のあしを、ボールを横に転がすように動かしてみましょう。正しい運動ができていれば、乗せた方のあしの太ももの内側の筋肉が伸びている感覚が味わえるはずです。

1 背中をまっすぐ伸ばして立ち、片あしをボールに乗せる

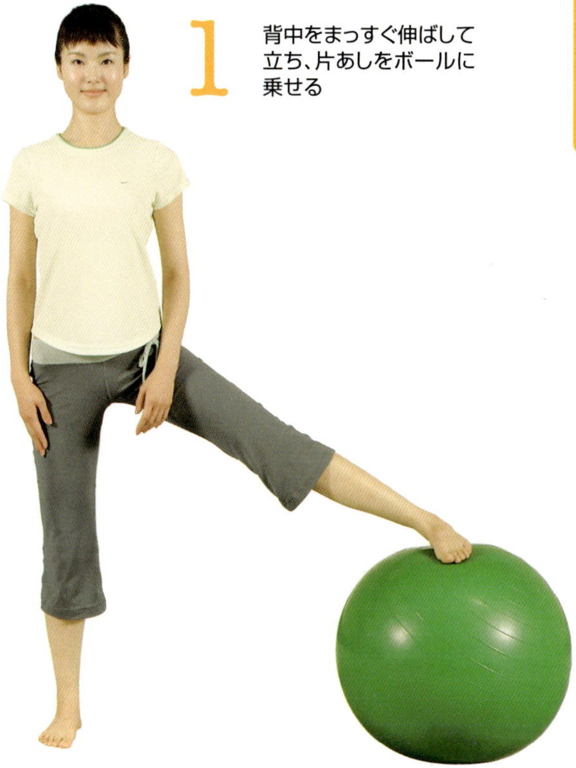

2 床についている方のひざをゆっくり曲げながら、ボールをからだから遠ざけるように横に転がし、元の姿勢に戻る

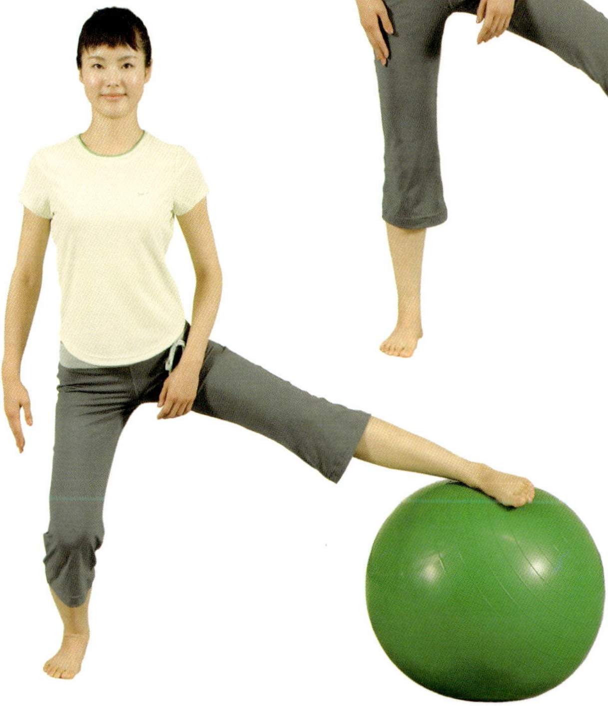

太ももほっそり 2

Hip and Hamstring Stabilization

運動のめやす　上げ下げで 1 回　10~12 回 3 セット

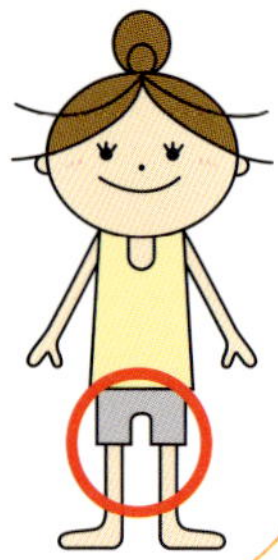

あお向けの姿勢で両あしでボールを引きよせる

あお向けになり、ひざを少し開きながら曲げた状態であしをボールの上に乗せます。おなかに力を入れずに、おしりと太ももの裏側の筋肉を使って、おしりを床から持ち上げ、からだが一直線になるようにします。そして元の姿勢に戻ります。あくまで太ももの裏側とおしりのエクササイズなので、腹筋には力を入れないようにしましょう。

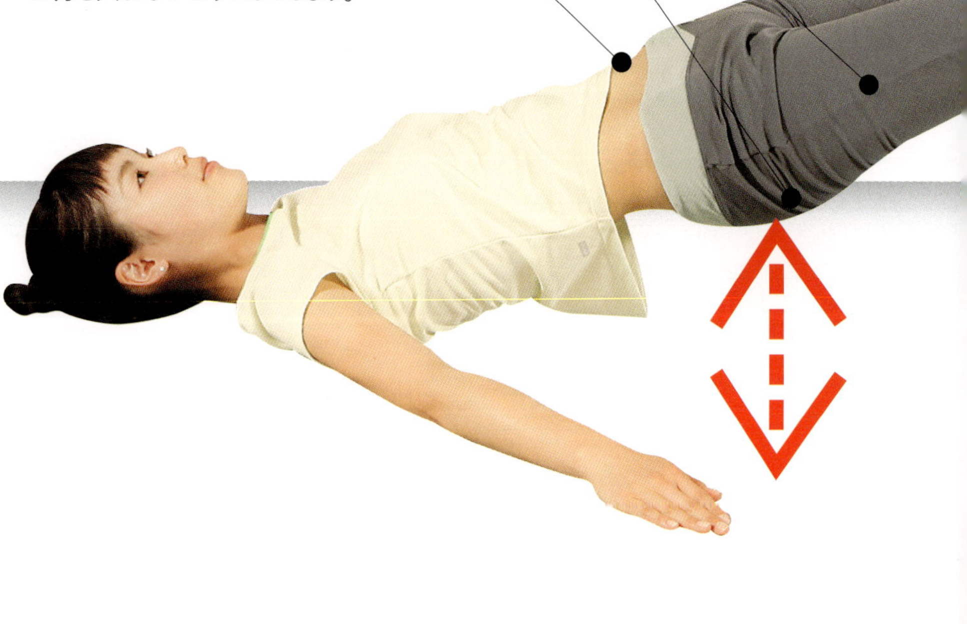

おなか
力を抜く
おしり
頭から足先が一直線になるまで持ち上げる
太もも
太ももの裏側の筋肉を意識する

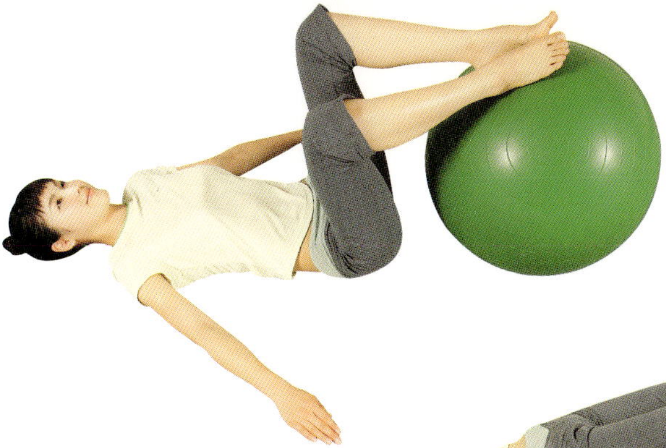

1 あお向けになり、ひざを曲げて少し開いた状態で両あしをボールに乗せる

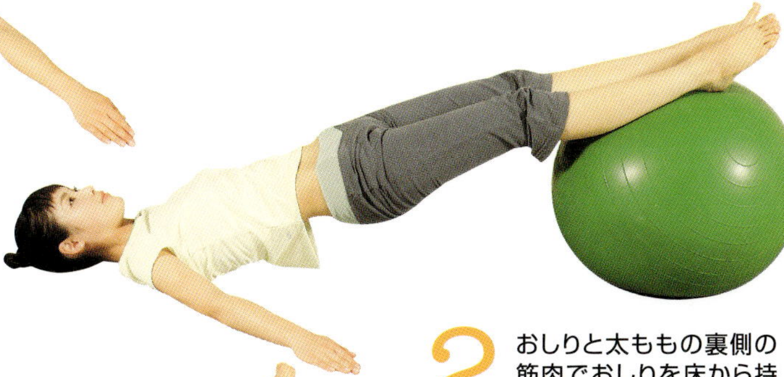

2 おしりと太ももの裏側の筋肉でおしりを床から持ち上げ、肩から足先までを一直線に

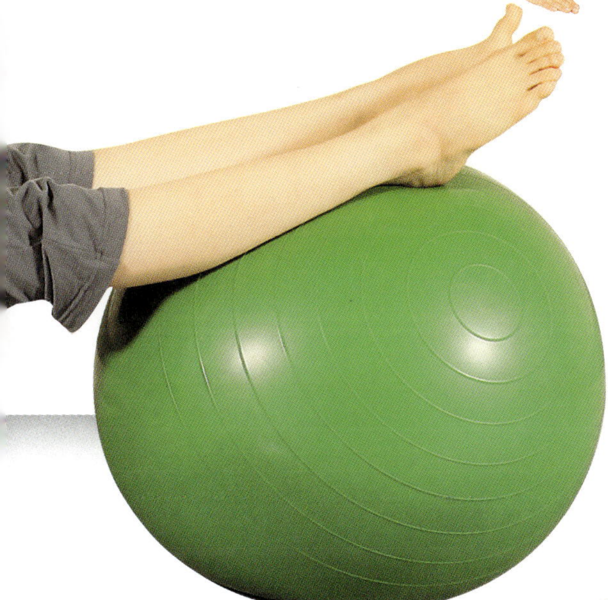

3 ひざを曲げながら、ゆっくりと元の姿勢に戻る

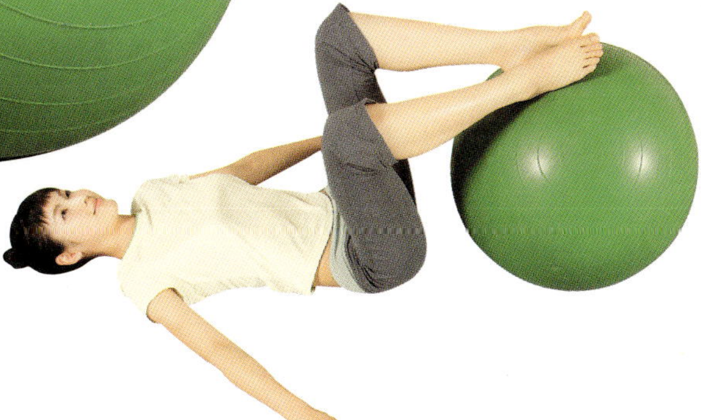

二の腕ほっそり ①

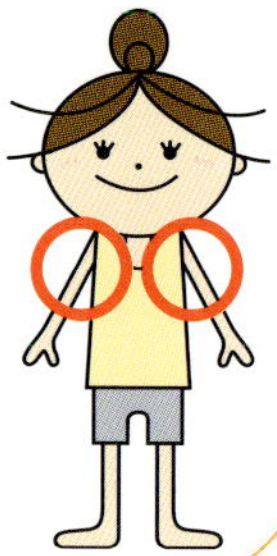

Triceps Dip

運動のめやす | 曲げ伸ばしで1回 | 8~12回 2セット

からだの後ろでひじの曲げ伸ばしをする

ボールを壁につけて安定させ、からだの後ろで両手をボールに乗せてバランスをとります。そして、その体勢を崩さないようにして、ひじの曲げ伸ばしを行いましょう。腕だけでおしりを持ち上げるのは大変なので、あしを補助的に使っても構いません。ボールは、壁のコーナー（角）に置くと、さらに安定します。

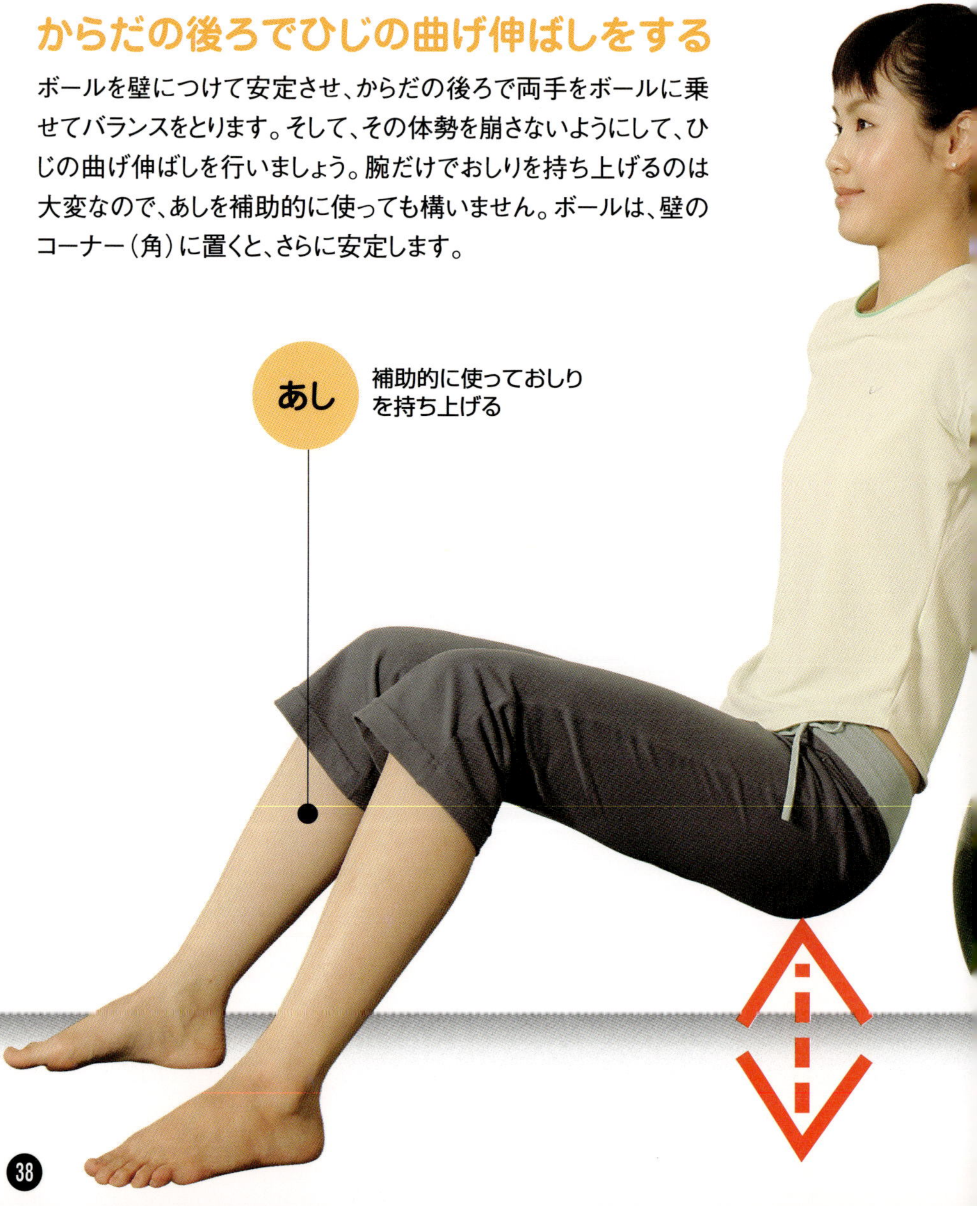

補助的に使っておしり
を持ち上げる

1 からだの後ろ側でボールを両手で挟む

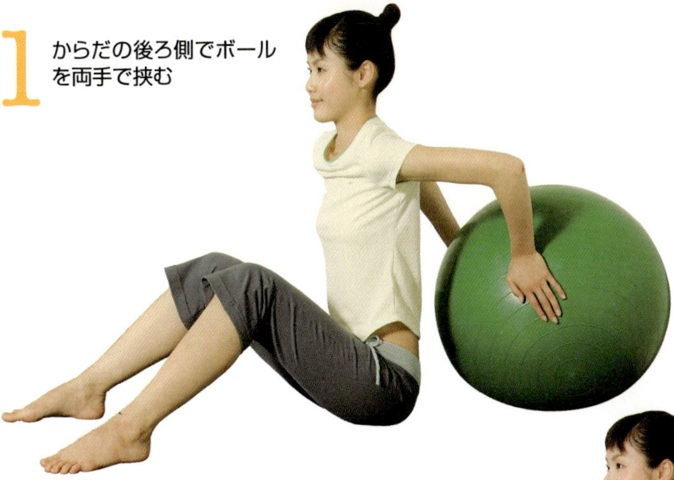

2 おしりを持ち上げ、腕に力を入れてひじを伸ばし、元の姿勢に戻る

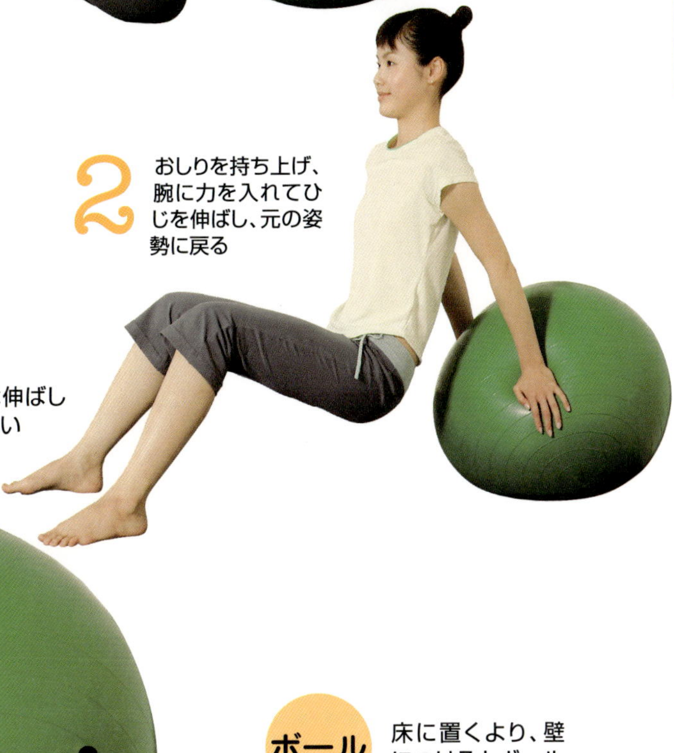

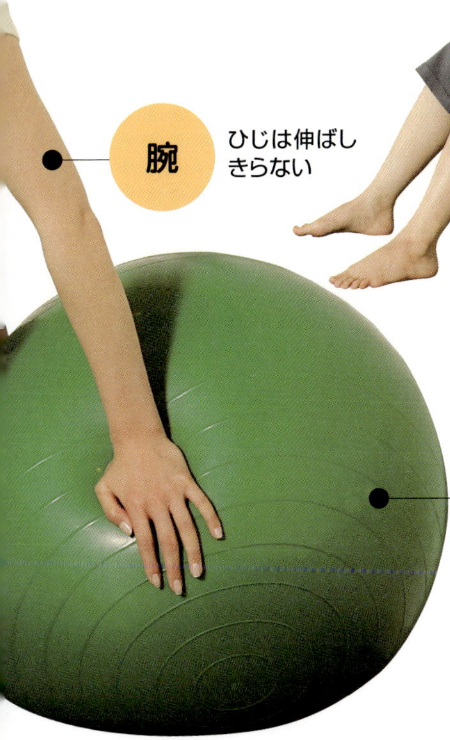

腕 ひじは伸ばしきらない

ボール 床に置くより、壁につけるとボールが安定する

二の腕ほっそり 2

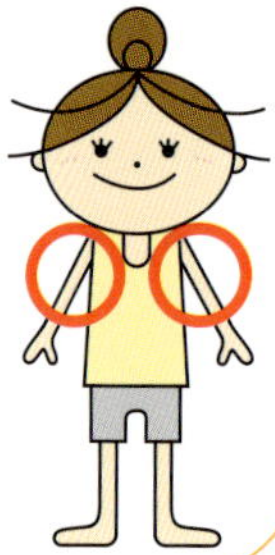

Incline Push-up

運動のめやす	上げ下げで1回	12~15回 2セット

ボールの上でうつ伏せになって、腕立て伏せ

ボールの上でうつ伏せになり、手とあしを伸ばして床につけます。腕にゆっくり体重をかけながら、腕立て伏せを行います。からだをまっすぐに保ち、バランスをとりながら、二の腕の筋肉にプレッシャーがかかっていることを意識しましょう。さらに負荷をかけたいときは、ボールの位置を後ろにずらして挑戦してください。

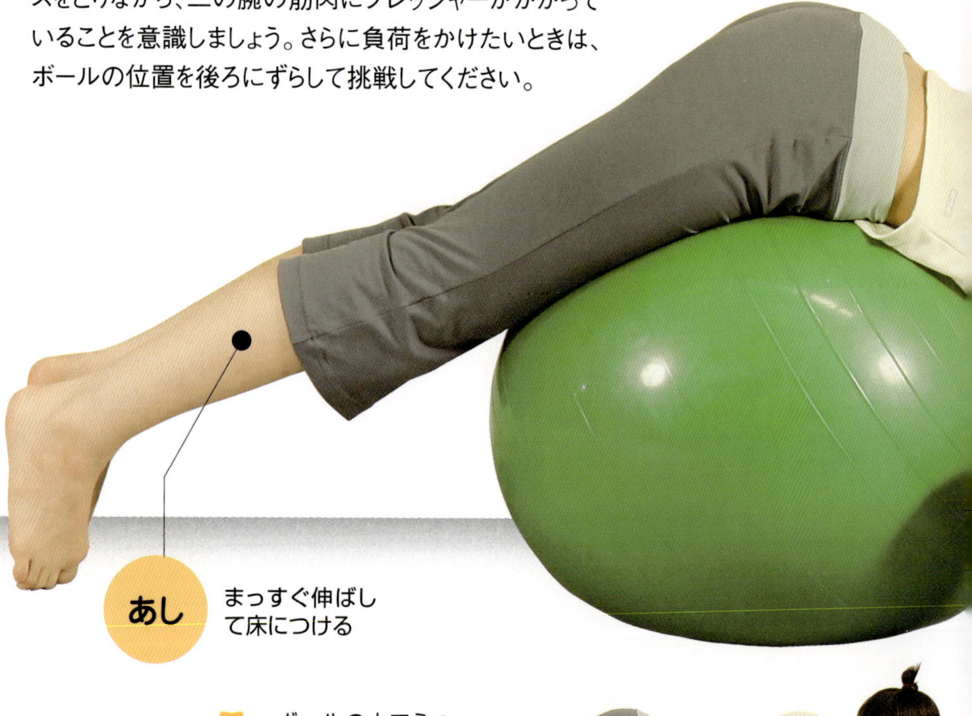

あし まっすぐ伸ばして床につける

1 ボールの上でうつ伏せになり、手とあしを床につける

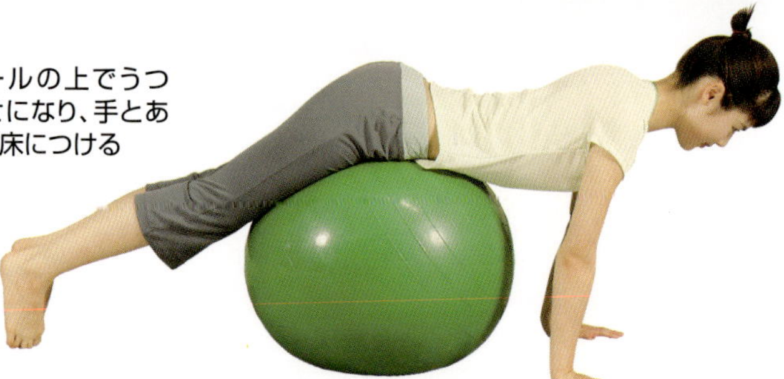

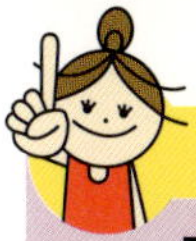

ココに注意

腕は肩幅くらいに開く

腕を開きすぎると、二の腕ではなく胸の筋肉に負荷がかかります。腕は肩幅くらいに開くのがベスト。二の腕の筋肉に、しっかりとプレッシャーがかかっていることを意識しましょう。

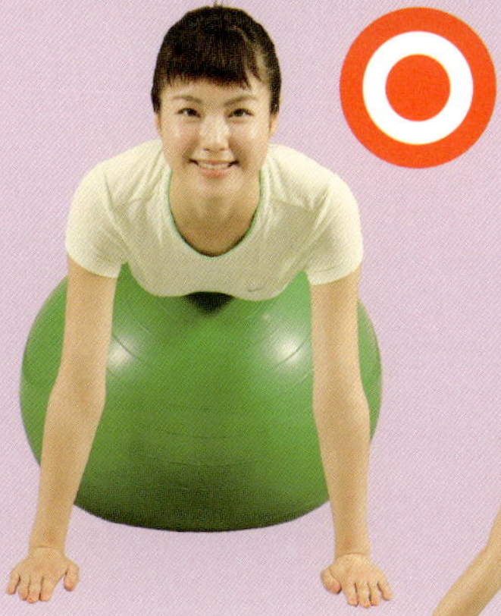

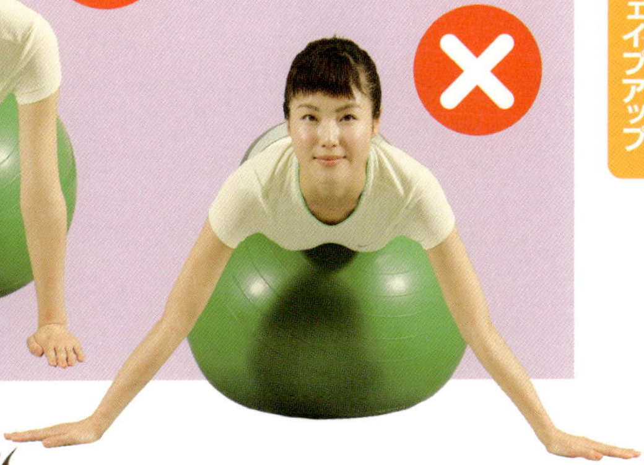

腕

ゆっくりと体重をかけて、筋肉に負荷がかかっていることを意識する

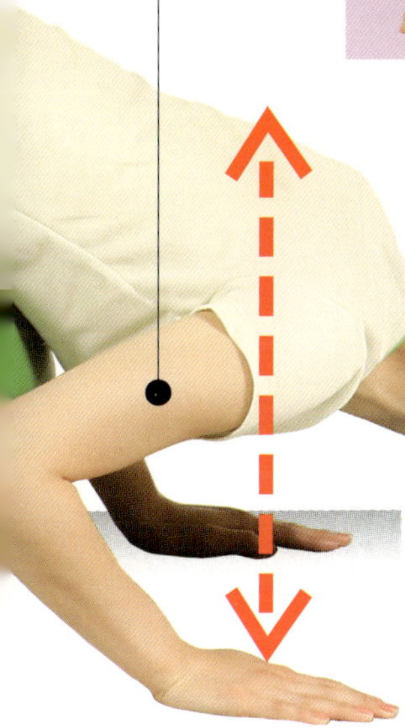

3 反動をつけずにゆっくりと元の姿勢に戻る

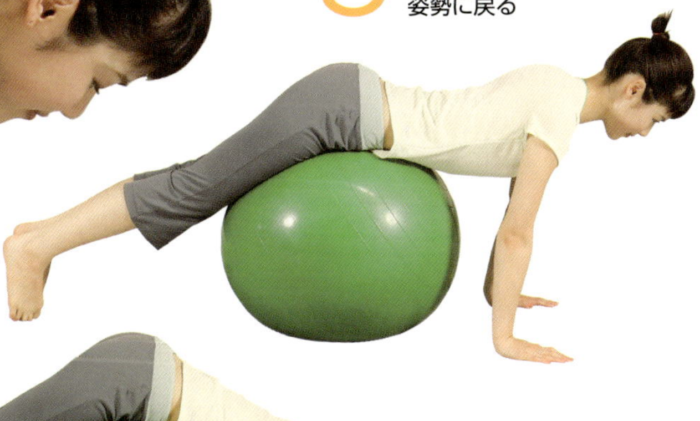

2 二の腕にゆっくりと体重をかけていく

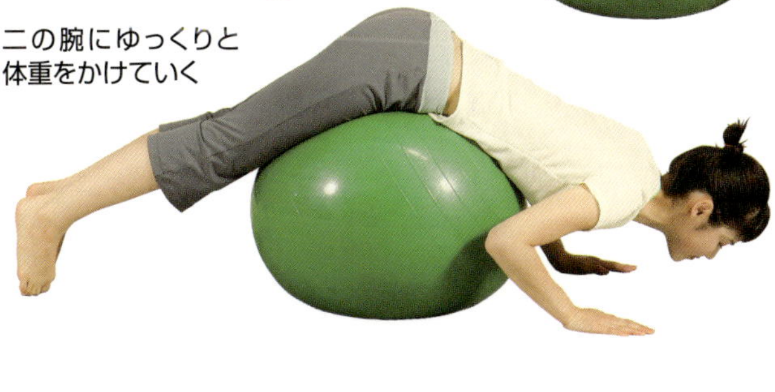

背中すっきり 1

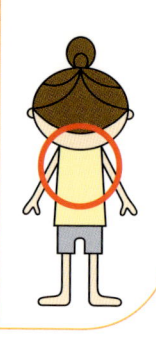

Scapulohumoral Functional Exercise

運動のめやす　左右で1回　5~7回 2セット

背中 腹筋に力を入れて、背中は床と平行に

頭 首はリラックスさせ、頭を少し下げる

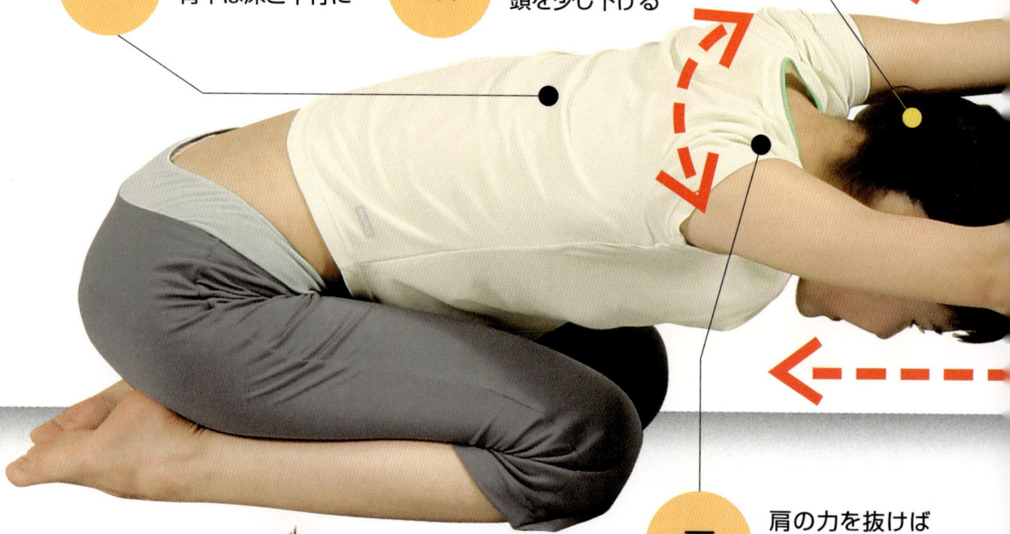

肩 肩の力を抜けばスムーズな動きができる

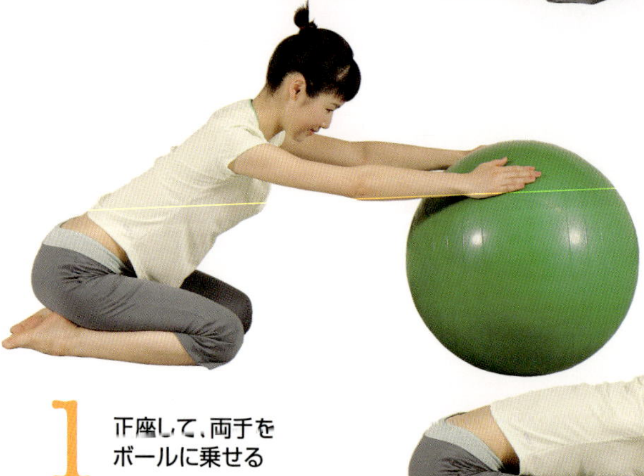

1 正座して、両手をボールに乗せる

2 上半身をゆっくりと前へ傾けていく

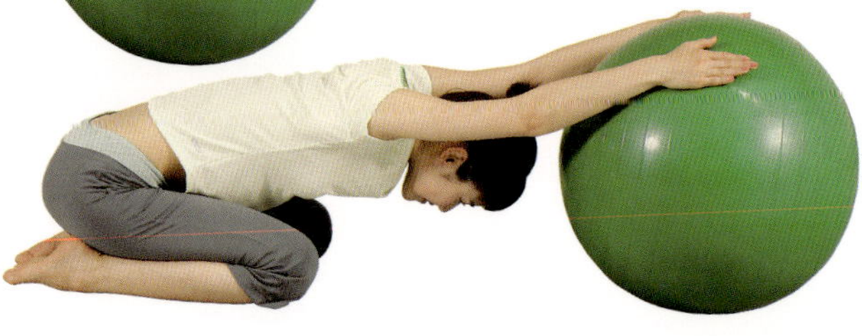

両腕でボールを左右に転がし、肩甲骨を動かす

ボールの前に正座し、両腕を伸ばしてボールの上に乗せます。上半身をゆっくり前方に傾け、腕が伸びきったところで、左右方向にボールを揺さぶるように肩関節を動かし、元の位置に戻ります。ボールならではの動きを利用して、肩甲骨周辺をまんべんなく動かすことができます。

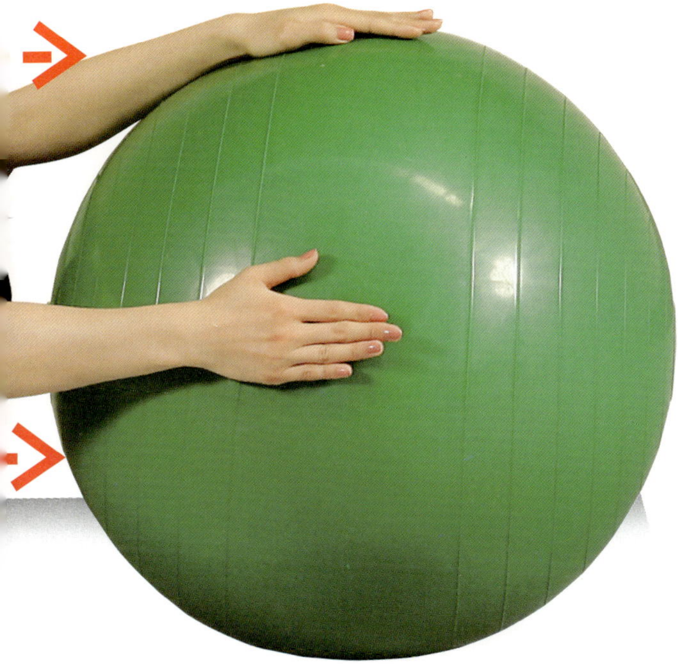

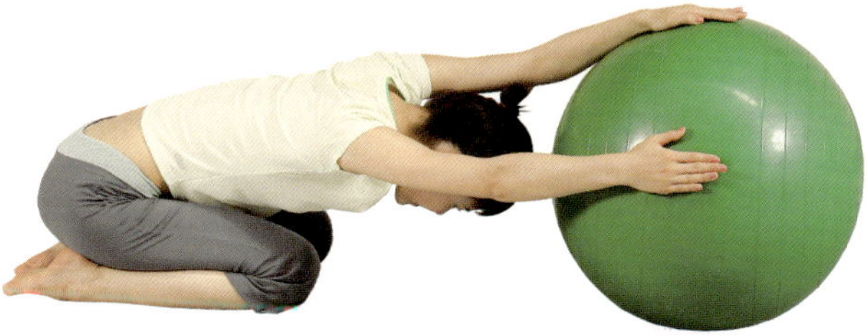

3 両腕を使ってボールを右側に転がす

4 同様に左側へも転がし、元の姿勢に戻る

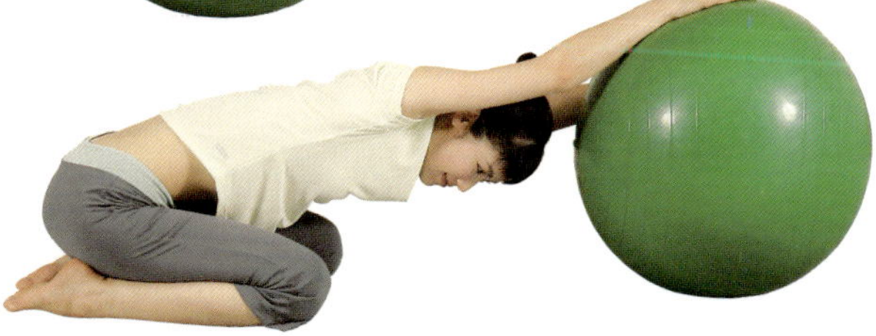

背中すっきり 2

Prone Back Extension

運動のめやす	上下で1回	12~15回 2セット

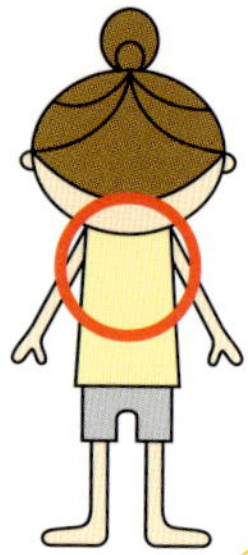

ボールを抱えた姿勢から手を使って上半身をそらす

両ひざをついて、ボールを抱える姿勢をとります。両手はボールの前方に置き、上半身を安定させましょう。両手でボールを軽くおさえ、背中の筋肉の力でゆっくりと上半身を起こしていきます。写真（P45の上）のようにしっかり上半身を起こした位置で数秒とまり、ゆっくりと元の姿勢に戻ります。

1 両ひざをついて両手はボールに乗せる

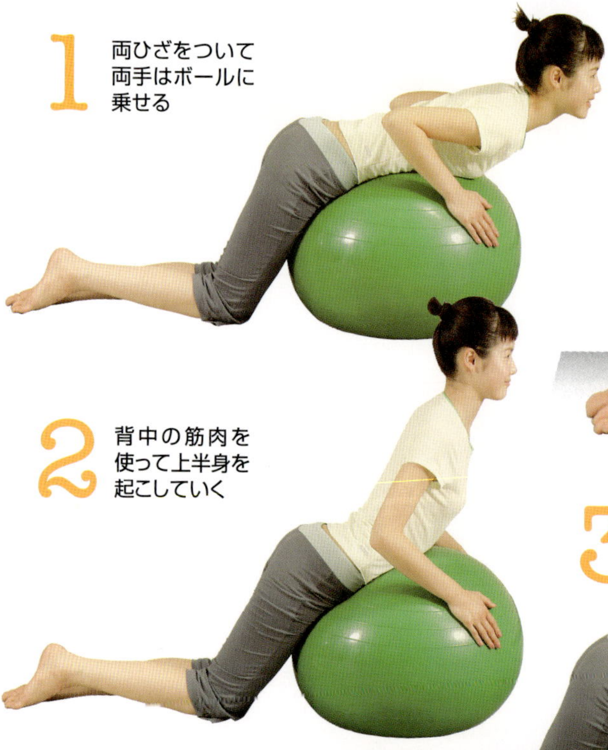

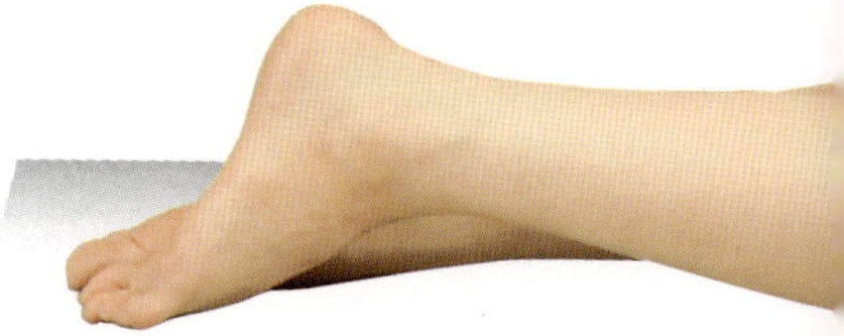

2 背中の筋肉を使って上半身を起こしていく

3 ゆっくりと元の姿勢に戻る

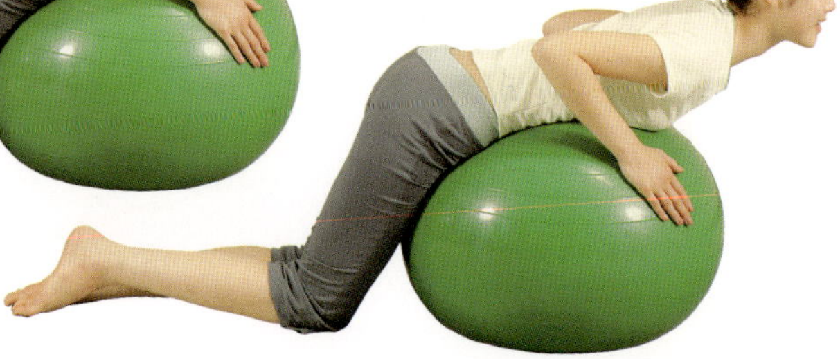

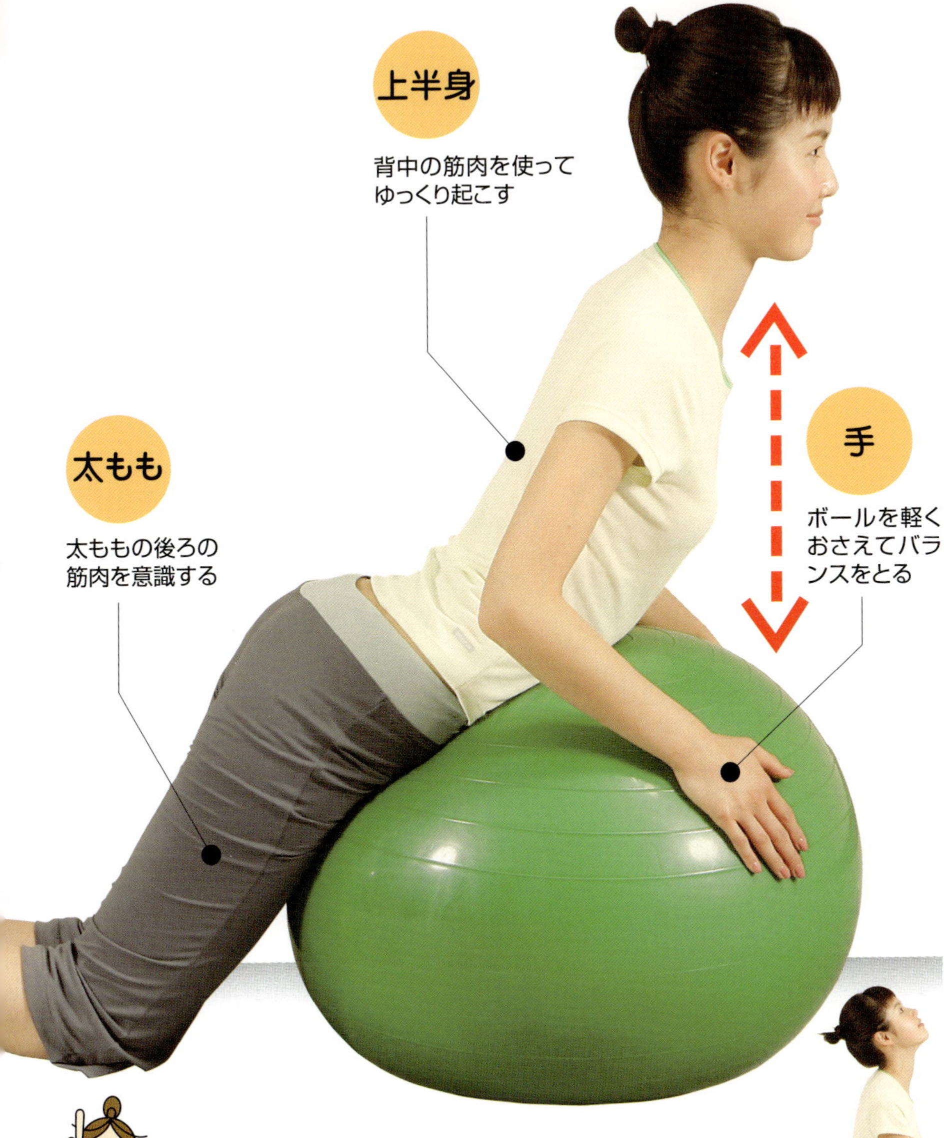
上半身
背中の筋肉を使って
ゆっくり起こす
太もも
太ももの後ろの
筋肉を意識する
手
ボールを軽く
おさえてバラ
ンスをとる

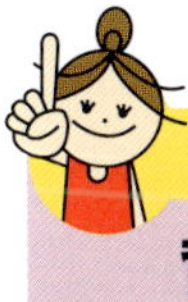

ココに注意

背中をそらせすぎないように

からだがやわらかい女性にありがちなミスです。腕を使って背中をそらせすぎると、腰を痛める原因にもなるので気をつけましょう。両手はあくまでも軽く支える程度。背中の筋肉だけで上半身を起こしていきます。

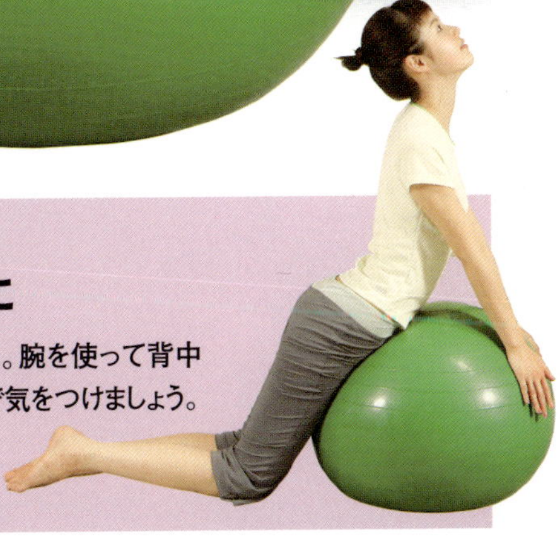

MORNING EXERCISE

簡単! 朝の10分ストレッチ

1

あお向けになり、両あしをボールに乗せてからだを左右にひねる（詳しくは→P26～27／くびれをつくる❶）

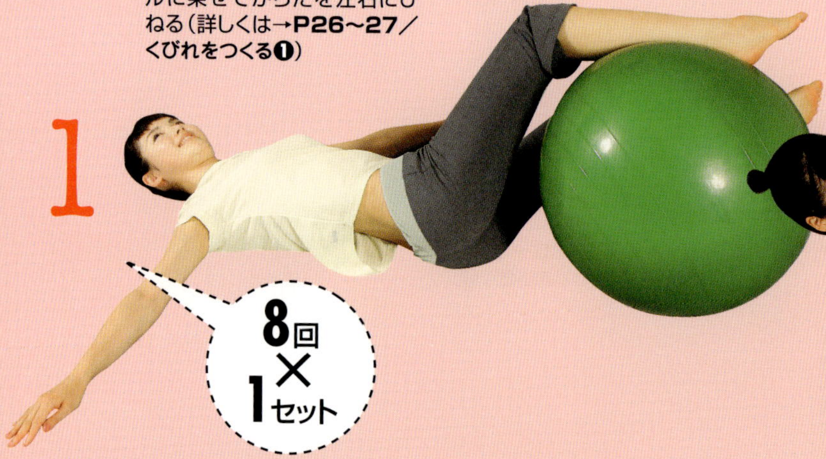

8回×1セット

2

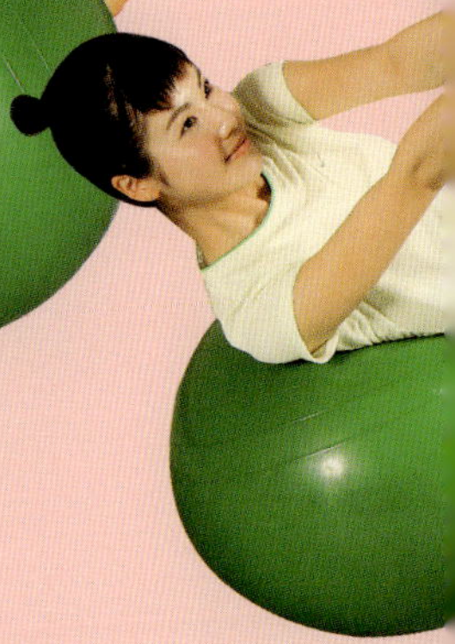

あお向けになり、かかととおしりの間にボールを挟んで上下させる（詳しくは→P22～23／下腹すっきり❷）

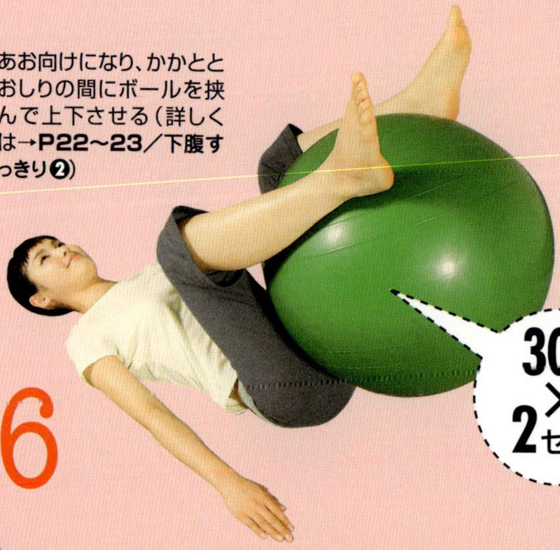

6

30回×2セット

片あしで立ち、横に置いたボールにもう一方のあしを乗せて、ゆっくりとスクワットをする（詳しくは→P34～35／太ももほっそり❶）

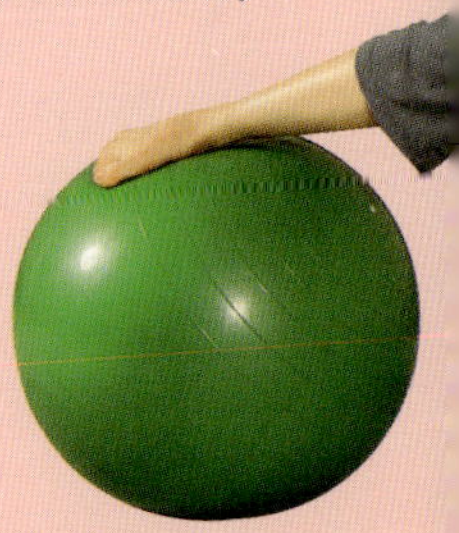

手軽でからだに負担がかからないのが、バランスボールのよいところです。気が向いたときにボールに座るだけでも筋肉は刺激されますが、積極的にからだをシェイプしたい人は、スケジュールを決めてエクササイズをすることをおすすめします。まず、朝はからだを目覚めさせるために、全身を動かすエクササイズを。

START → くびれをつくる❶ → くびれをつくる❷ → おしりを小さく❶ → 背中すっきり❶ → 太ももほっそり❶ → 下腹すっきり❷

ボールの上にあお向けになり、両手を合わせて上にかざし、上半身を左右にひねる（詳しくは→**P28～29**／くびれをつくる❷）

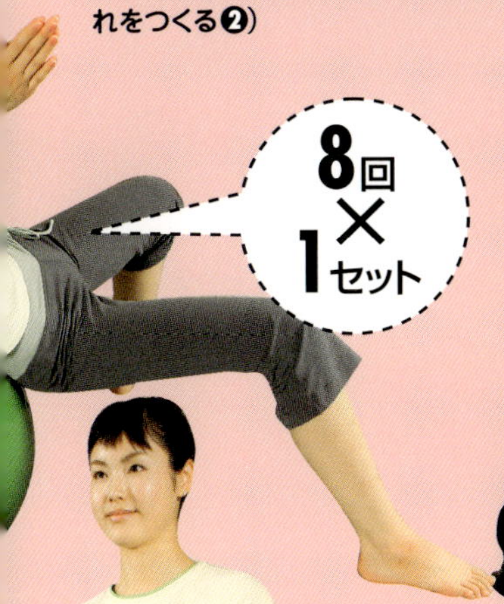

8回×1セット

3

あお向けになり、両あしの間にボールを挟んで、上になったあしをひねる（詳しくは→**P30～31**／おしりを小さく❶）

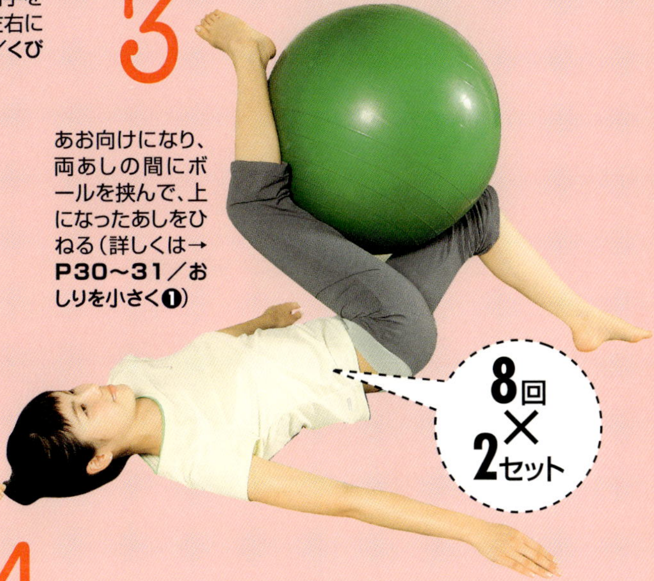

8回×2セット

4

ひざをついて座り、ボールに両手を乗せて前方へ転がし、左右にボールを転がす（詳しくは→**P42～43**／背中すっきり❶）

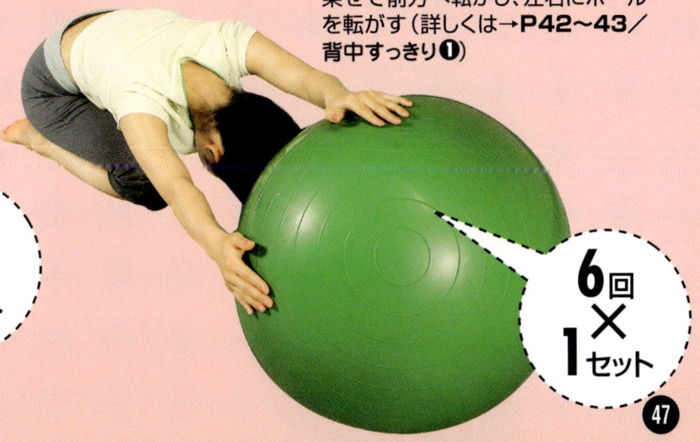

6回×1セット

5

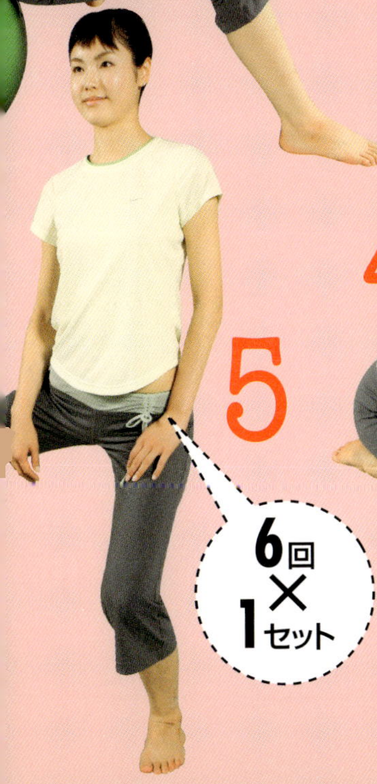

6回×1セット

AFTERNOON EXERCISE

ちょっとした ひまを見つけて15分エクササイズ

1

片あしで立ち、横に置いたボールにもう一方のあしを乗せて、ゆっくりとスクワットをする（詳しくは→**P34〜35／太ももほっそり❶**）

10回×2セット

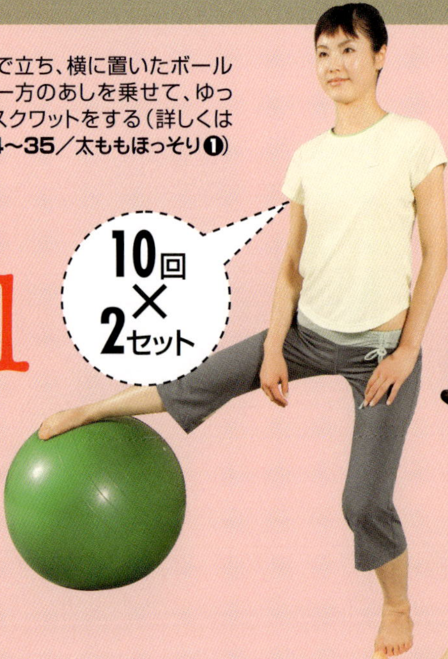

2

あお向けになり、ひざを曲げて少し開いた状態からおしりを持ち上げ、からだを一直線に（詳しくは→**p36〜37／太ももほっそり❷**）

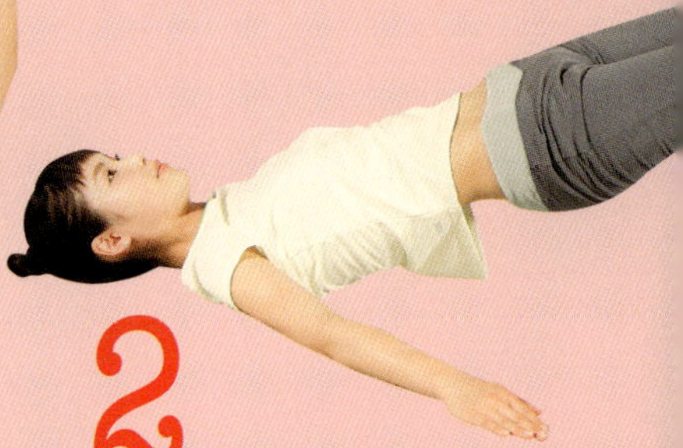

6

あお向けになり、かかととおしりの間にボールを挟んで上下させる（詳しくは→**P22〜23／下腹すっきり❷**）

30回×2セット

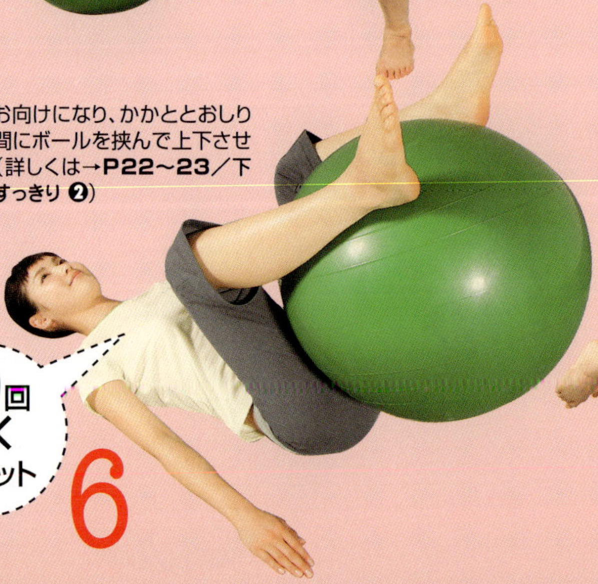

ボールの上でうつ伏せになり、あしを地面から浮かせて、腕に体重をかける（詳しくは→**P20〜21／下腹すっきり❶**）

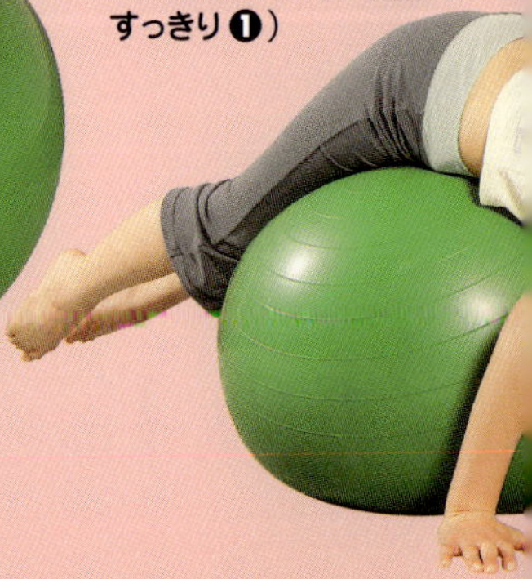

仕事や家事の合間に、気軽にエクササイズしてみましょう。テレビを見ながらでも構いません。この本で紹介するエクササイズの回数やセット数は、あくまでもめやすなので、できる範囲で行ってください。ただし、からだ全体をバランスよくシェイプするためには、できるだけ多くの種目を取り入れることをおすすめします。

START → 太ももほっそり❶ → 太ももほっそり❷ → くびれをつくる❷
下腹すっきり❷ ← 下腹すっきり❶ ← 二の腕ほっそり❶

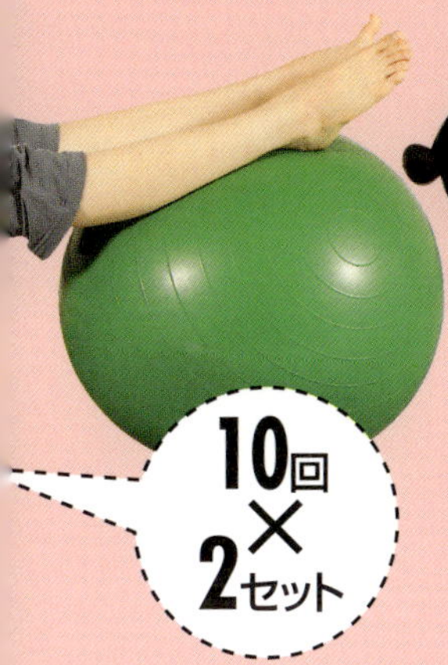

3

ボールの上にあお向けになり、両手を合わせて上にかざし、上半身を左右にひねる（詳しくは→P28〜29／くびれをつくる❷）

10回×2セット

8回×1セット

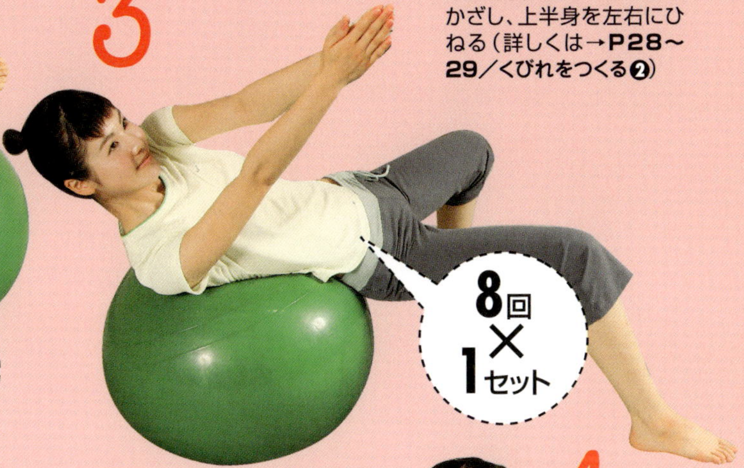

4

からだの後ろ側でボールに両手を乗せて、ひじの曲げ伸ばしをする（詳しくは→P38〜39／二の腕ほっそり❶）

8回×1セット

5

8回×1セット

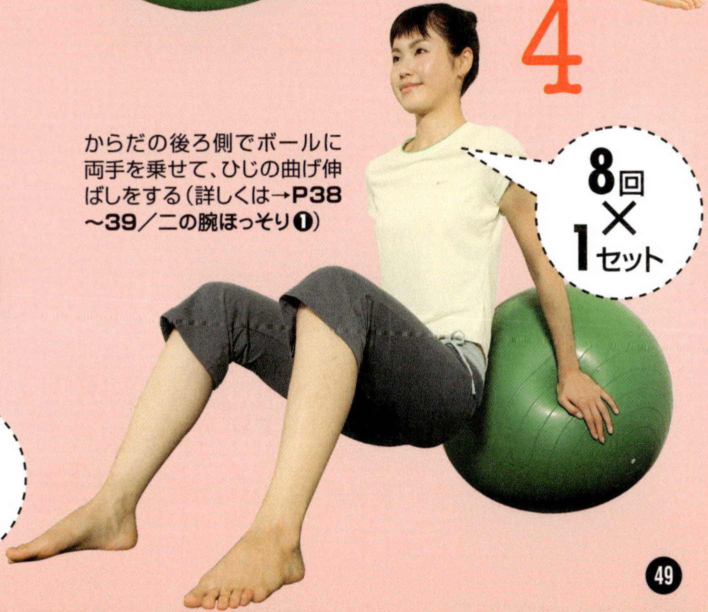

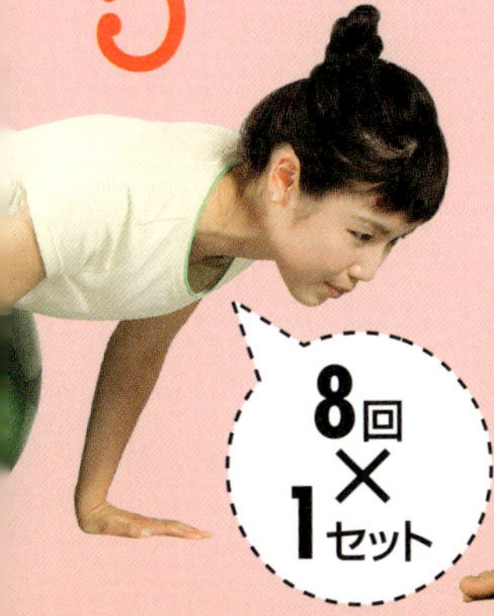

NIGHT EXERCISE

30分
エクササイズ

1週間に3回がめやす

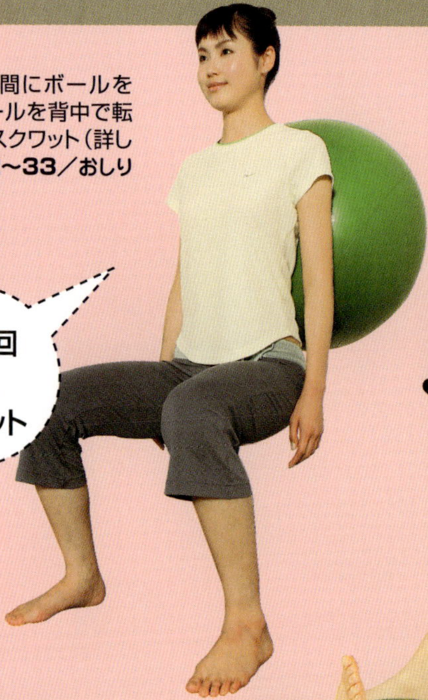

1

壁と背中の間にボールをはさみ、ボールを背中で転がすようにスクワット（詳しくは→**P32〜33**／おしりを小さく❷）

12回×3セット

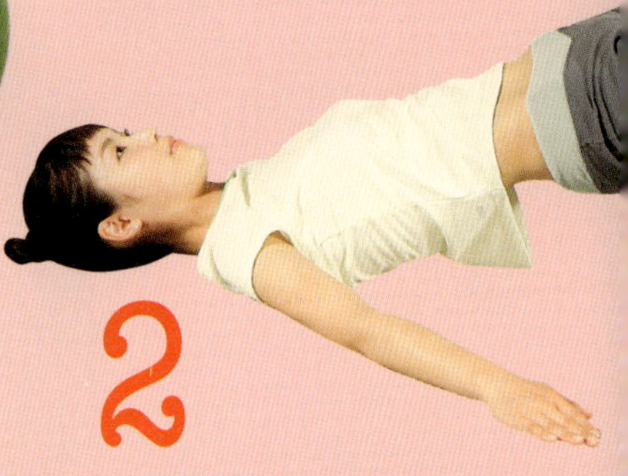

2

あお向けになり、ひざを曲げて少し開いた状態からおしりを持ち上げ、からだを一直線に（詳しくは→**p36〜37**／太ももほっそり❷）

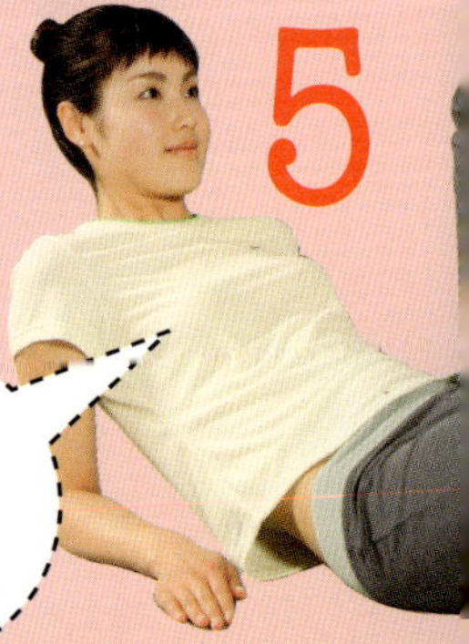

5

あお向けの状態から上半身を起こし、両あしでバランスボールを挟んで股関節を左右にひねる（詳しくは→**P24〜25**／下腹すっきり❸）

10回×2セット

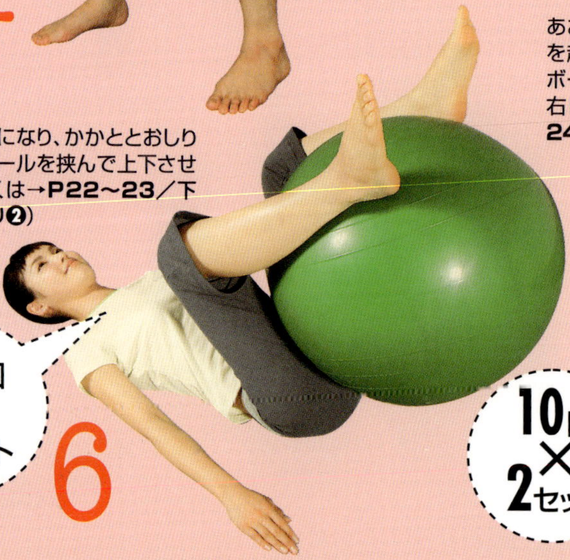

6

あお向けになり、かかととおしりの間にボールを挟んで上下させる（詳しくは→**P22〜23**／下腹すっきり❷）

30回×3セット

筋肉は睡眠中につくられるため、夜のエクササイズは効果的です。さらに、バランスボールを使ったエクササイズは、単調で辛いといったイメージの一般的な筋トレとは違い、リラックス効果も期待できます。1週間に3回のエクササイズを行えば、からだのラインが少しずつ変わってくることを実感できるでしょう。

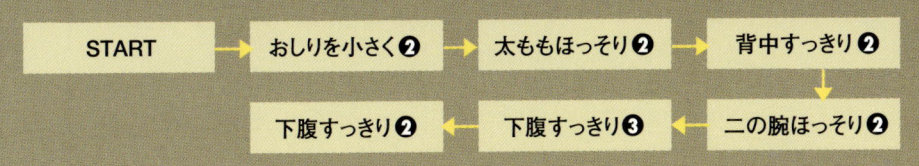

START → おしりを小さく❷ → 太ももほっそり❷ → 背中すっきり❷ → 二の腕ほっそり❷ → 下腹すっきり❸ → 下腹すっきり❷

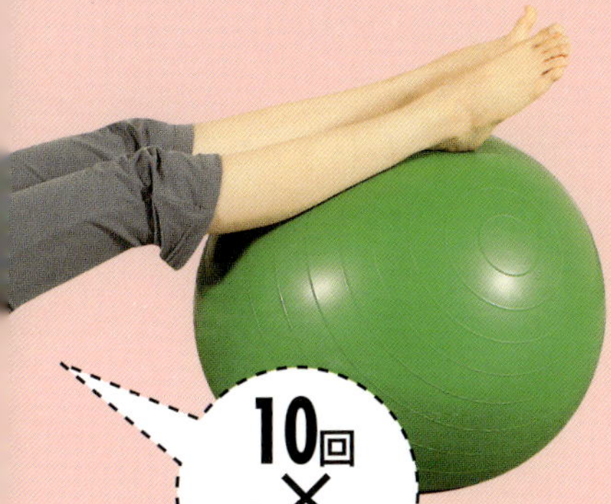

ボールを抱えた姿勢から両手を補助的に使って上半身を起こす（詳しくは→P44〜45／背中すっきり❷）

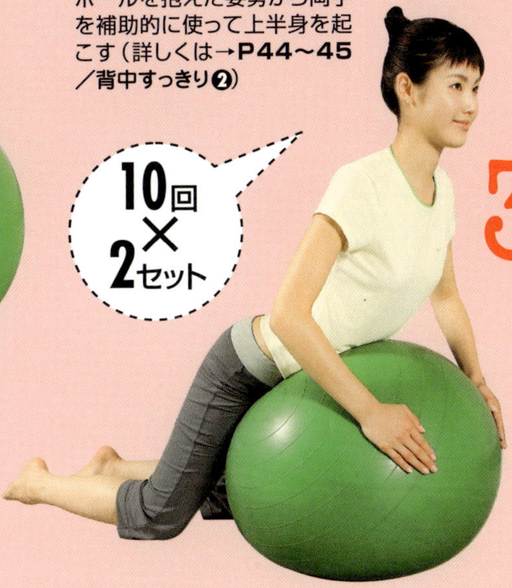

3

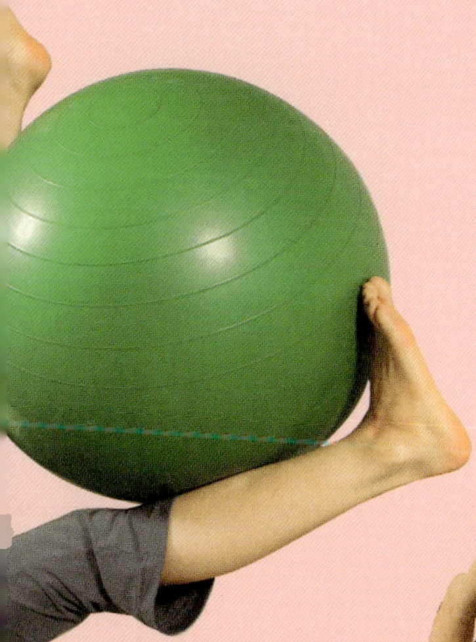

ボールの上にうつ伏せになり、腕立て伏せをする（詳しくは→P40〜41／二の腕ほっそり❷）

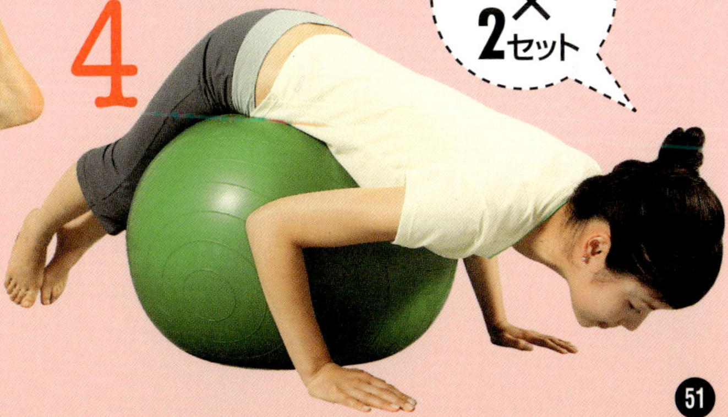

4

バランスボールでリラックス

ボールを使った1分間ストレッチ

立ちっぱなしや座りっぱなしでずっと同じ姿勢を続けていると、からだが硬くなり疲労もたまりがちに…。ストレッチでからだをほぐして、リフレッシュしましょう。

ストレッチをするときにも、バランスボールを使うと効果的です。バランスボールに全身をあずけて、ゆらゆら揺れてみたり、気持ちいいと感じるところまでからだを伸ばしてみましょう。めやすは1分間。

ボールに沿って伸ばすことで、普通にストレッチをするよりもからだを大きく伸ばすことができます。また、ボールにからだをあずけるだけでも、リラックスできるのでおすすめです。

バランスボールにからだをあずけ、気持ちいいと感じる姿勢でリラックス。ただし、やりすぎは逆効果。とくに腰が痛い人は要注意!

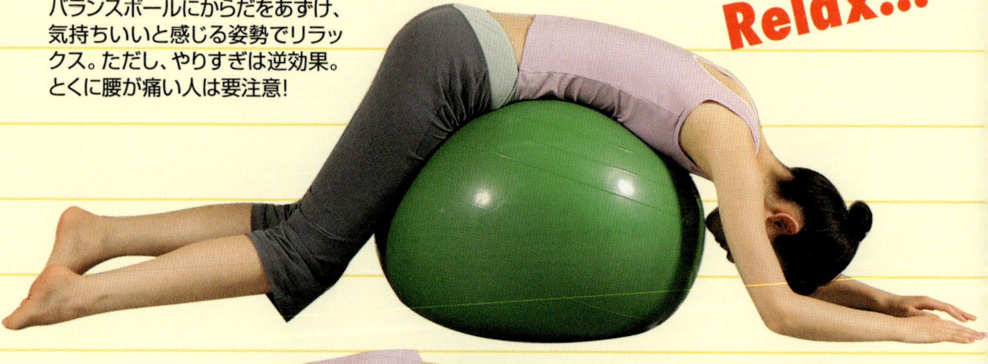

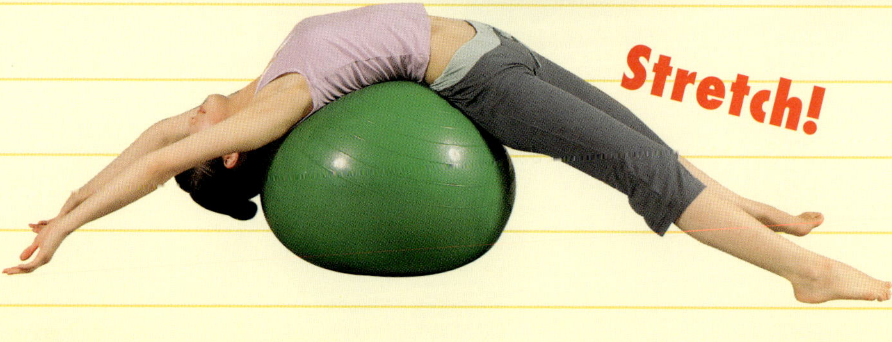

PART 2

ゆがみをとって
姿勢美人

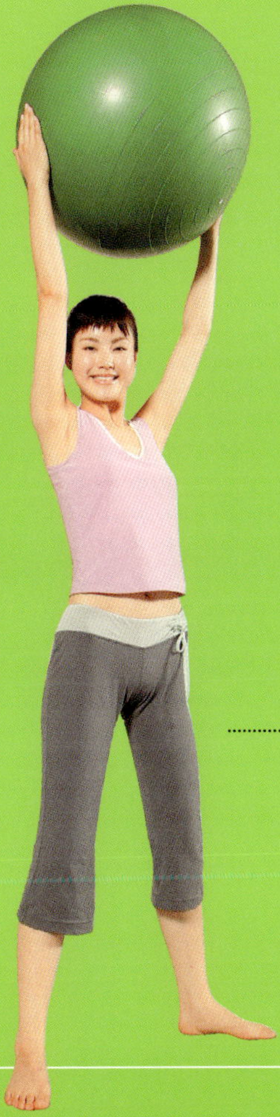

肩こりをほぐす
腰痛らくらく
O脚を美脚に
むくみすっきり
猫背をしゃん!と

筋力補強して姿勢美人に

美しい姿勢は、全身の筋力バランスを整えることで実現します

CHECK POINT

鏡の前にまっすぐ立って、自分の筋力バランスをチェック

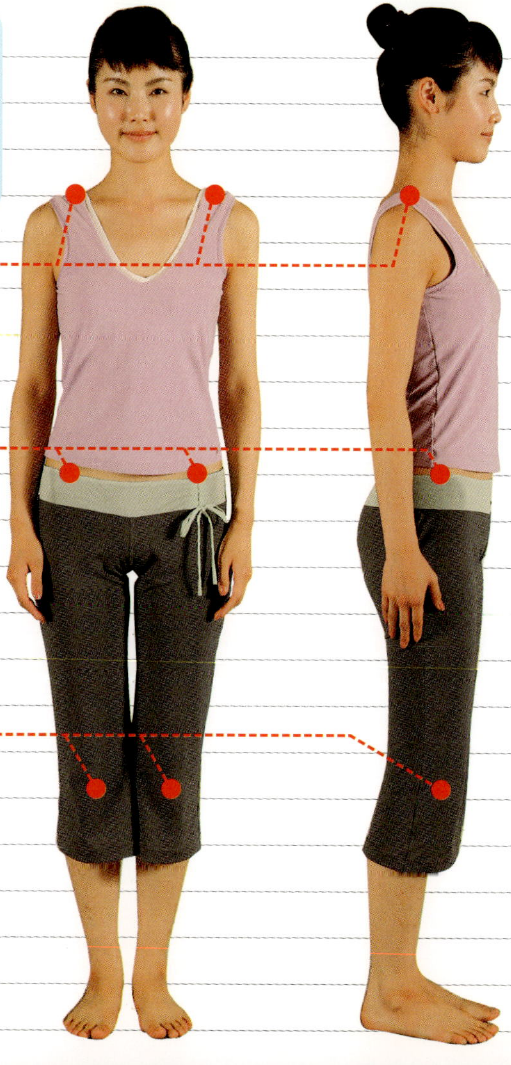

肩

リラックスした状態で、左右の肩を結んだ線が床と平行

腰

骨盤の左右を結んだ線が床と平行

ひざ

ひざ頭の左右を結んだ線が床と平行

エクササイズで筋力バランスを整え、美しい姿勢を生み出す

　姿勢は、筋力バランスと関係があります。たとえば、おしりの筋肉に対して腹筋が弱いと、極端なでっちりに。股関節の筋肉の強さや、柔軟性に対して背筋が弱いと猫背になります。こういった姿勢は、腰痛の原因のひとつ。また、肩甲骨周辺の筋肉が弱いと、肩甲骨をバランスよく動かすことができなくなり、血行が悪くなって肩こりの原因になります。

　バランスボールのエクササイズの利点は、筋力が弱い部分もバランスよく鍛えられること。とくに左右バランスは、鏡を見ながら確認しましょう。

はじめる前に　スタートの姿勢が大切

背すじを伸ばしてボールに浅めに座ります。そのとき、おしりを少しずつ後ろにずらしていきながらバランスのよい場所を探しましょう。はじめから深く座ってしまうと、正しい姿勢がとりにくくなってしまうので要注意です。

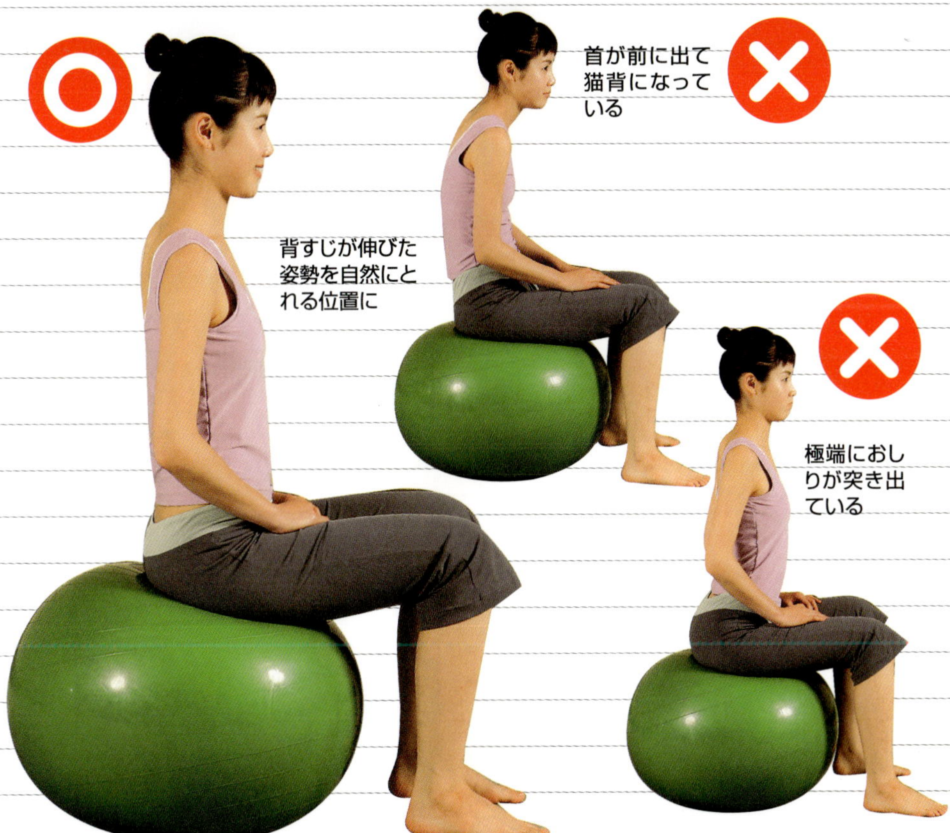
首が前に出て猫背になっている
背すじが伸びた姿勢を自然にとれる位置に
極端におしりが突き出ている

肩こりをほぐす ①

Scapular Abduction

運動のめやす	上げ下げで1回	10回3セット

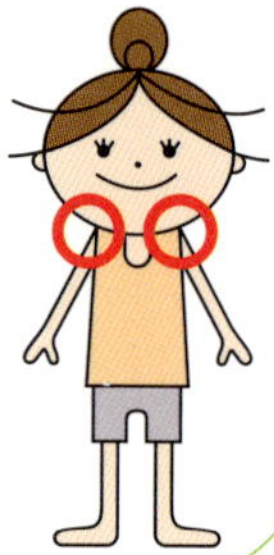

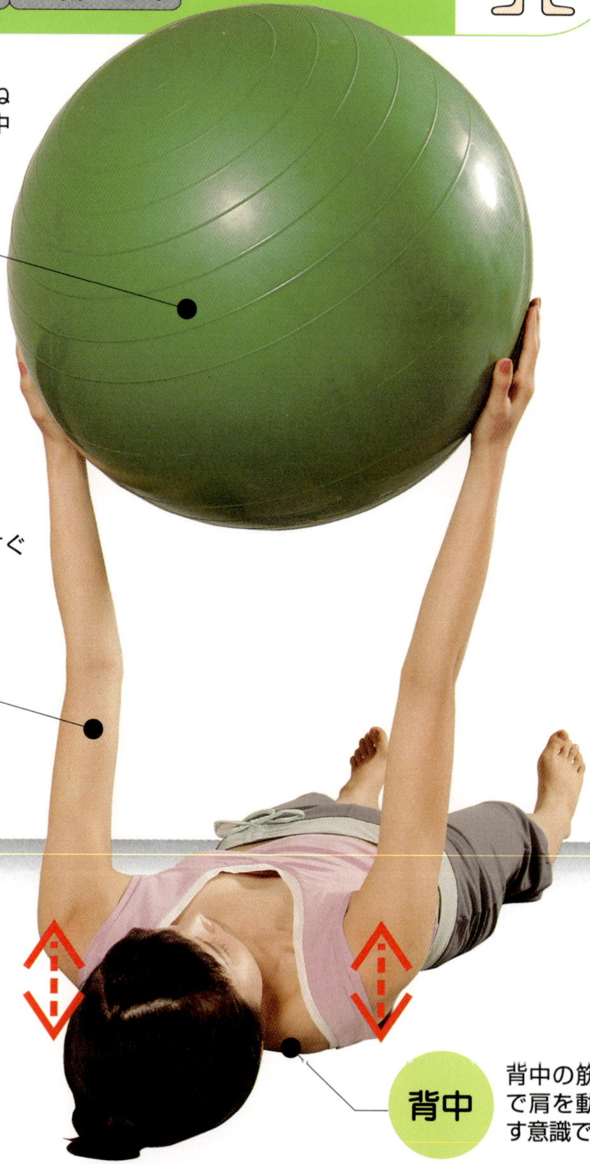

ボール ボールはつねにからだの中心に保つ

腕 ひじをまっすぐ伸ばす

背中 背中の筋肉で肩を動かす意識で

あお向けになり、両肩を同時に上げ下げ

背中の筋肉を、バランスよく動かすエクササイズです。あお向けになってからだの正面でボールを持ち、前に押し出すように両肩を同時に床から上げ下げします。腕が曲がっていると肩周辺の筋肉に力が入ってしまうので、肩こりには効きません。腕を上げるというよりも、背中の筋肉を使って肩を押し出す感覚で行いましょう。

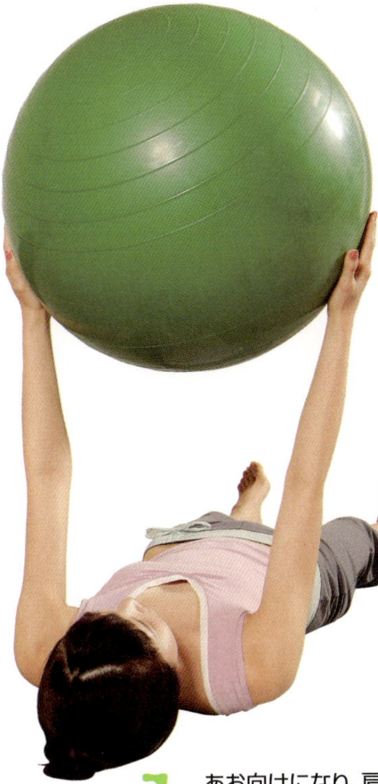

1 あお向けになり、肩を床につけた状態で腕を伸ばしてボールを支える

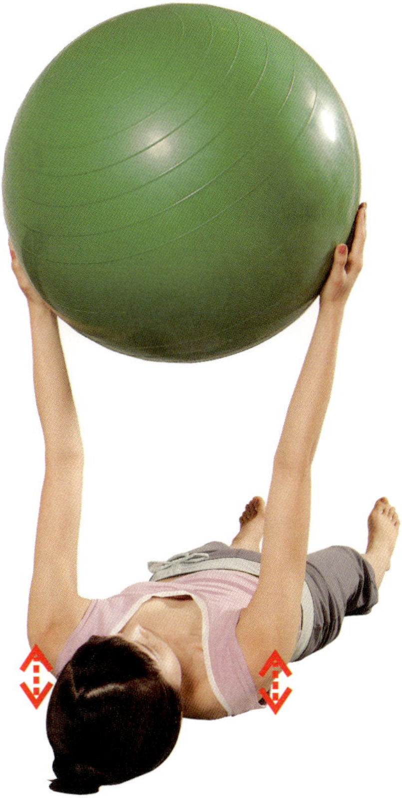

2 背中の筋肉を使って、矢印の方向へ肩を上げ下げする

レベルアップ

立った状態で同じ動きをしてみよう

肩幅くらいにあしを開いて、立った状態で同じ動きをしてみましょう。寝ているときと異なる点は、ボールを持った腕を前に押し出す感じになります。こうすると、床に頼ることができないぶん、肩甲骨を中心に、より広い範囲の筋肉を鍛えることができます。

肩こりをほぐす 2

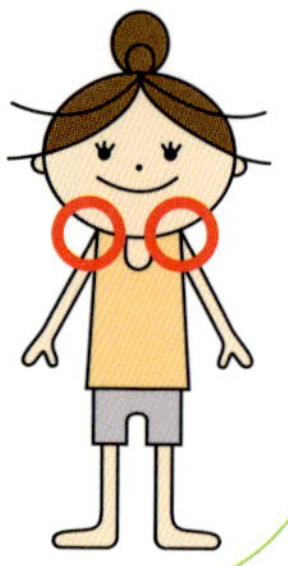

Overhead Twist/Side Bent

運動のめやす	左右で1回	5回 各3セット

肩幅からはじめて、少しずつ両手の幅を広げていこう

タオルの両端を持って腕を真上に上げ、腹筋に力を入れて背すじをまっすぐに保ちボールに座ります。写真のように『ひねり』『倒し』をするとき、おしりの一部がボールから浮いてしまうようなら、浮く手前で動きを止めます。手の間隔は狭いほど動かしやすいので、肩幅くらいからはじめ、徐々に広げていきましょう。

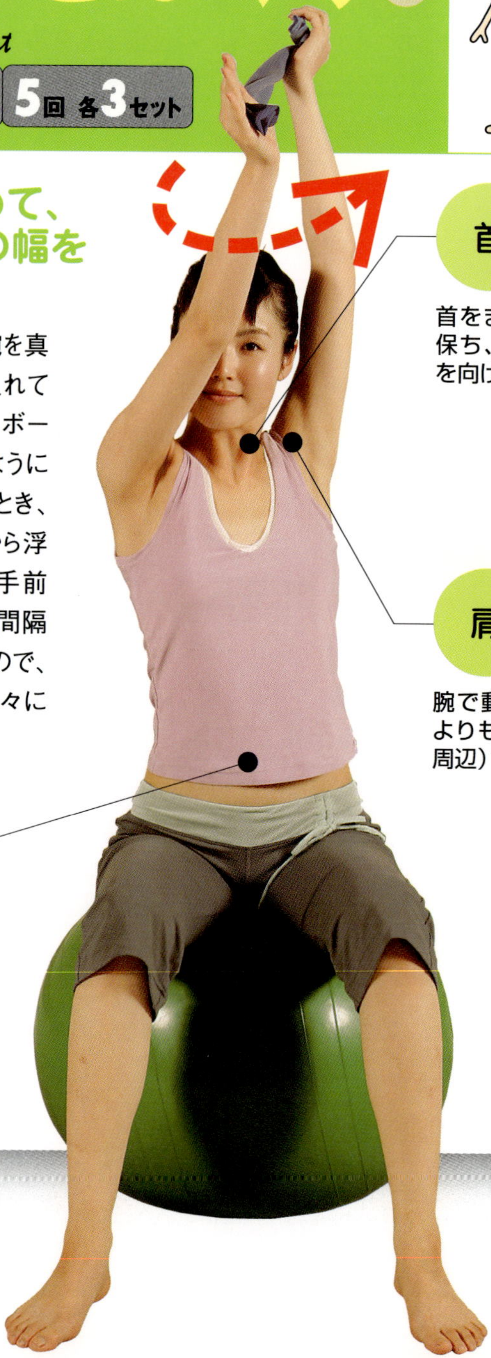

首

首をまっすぐに保ち、顔は正面を向ける

肩

腕で動かすというよりも肩（肩甲骨周辺）で動かす

腹部

腹筋を使って、正しい姿勢を保つ

上半身をひねる

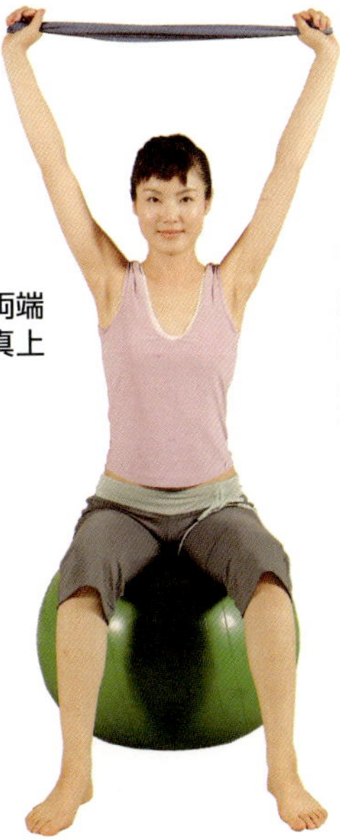

1
タオルの両端を持って真上に上げる

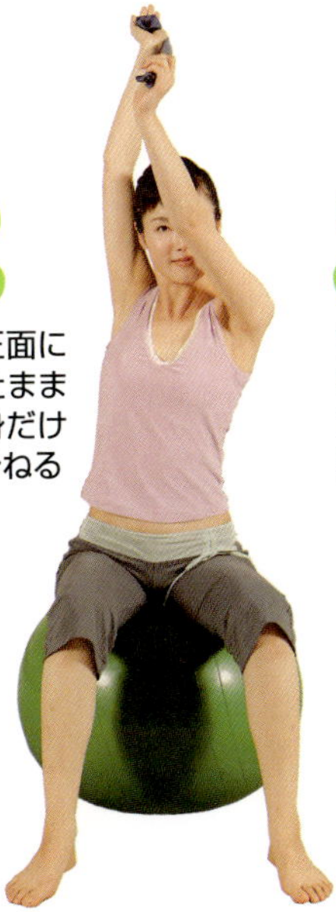

2
顔を正面に向けたまま上半身だけ右にひねる

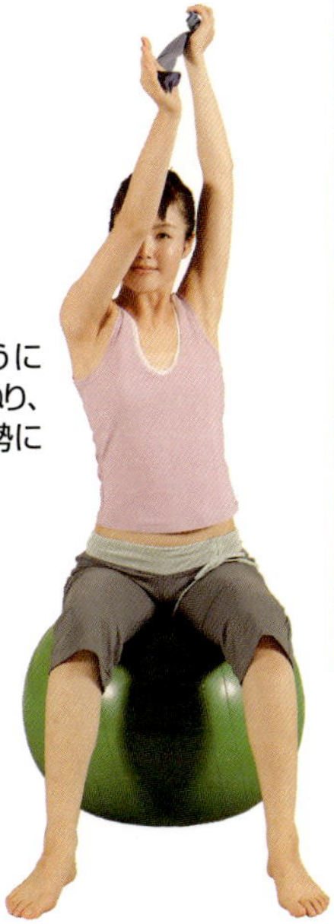

3
同じように左にひねり、元の姿勢に戻る

腕を倒す

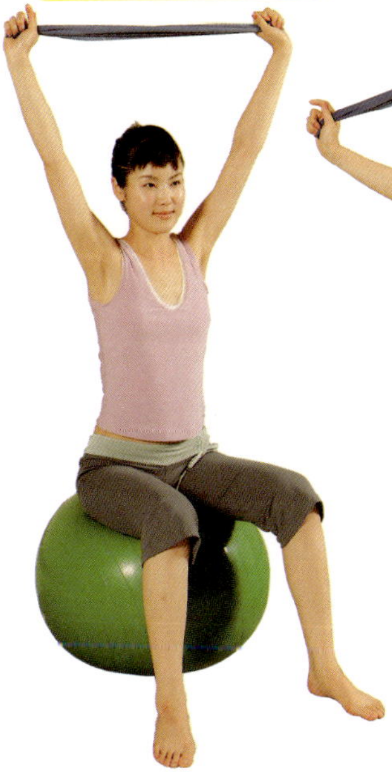

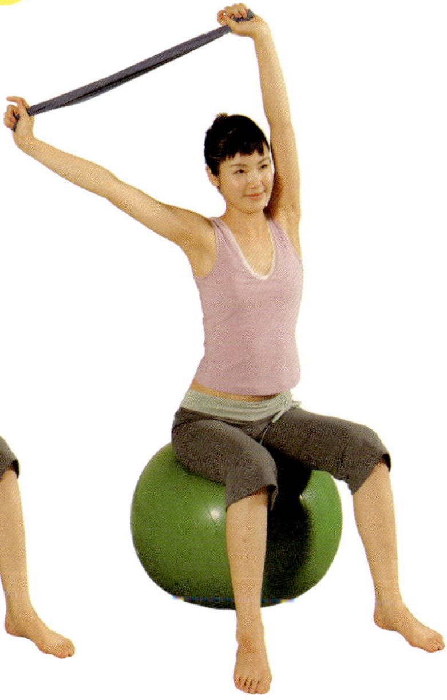

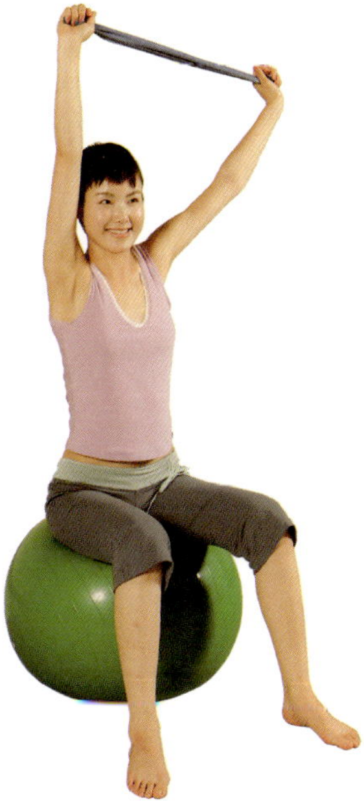

1
タオルの両端を持って腕を真上に

2
ひじを伸ばしたまま腕だけを右へ倒す。上半身は倒さないように注意

3
同じように、今度は左へ倒し、元の姿勢に戻る

肩こりをほぐす ③

Overhead Ball Holding and Twist/Side Bent

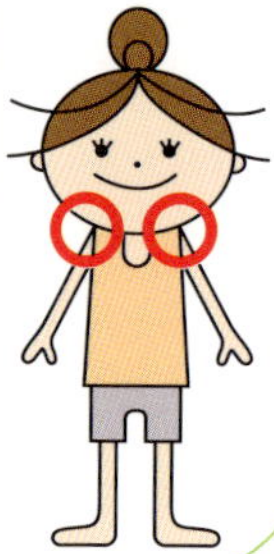

運動のめやす	左右で1回	5回 各3セット

立ってボールを持ち、肩を動かしていく

腕や肩周辺の小さい筋肉をエクササイズします。このとき、腕でボールを持とうとすると肩が上がってしまうので、背中の筋肉を使って、肩でボールの重みを受け止めているという感覚を持つとよいでしょう。『ひねり』『倒し』とも、腰を動かしてしまうと、動かした方と反対側のあしが浮いてしまうので注意しましょう。

腕を倒す

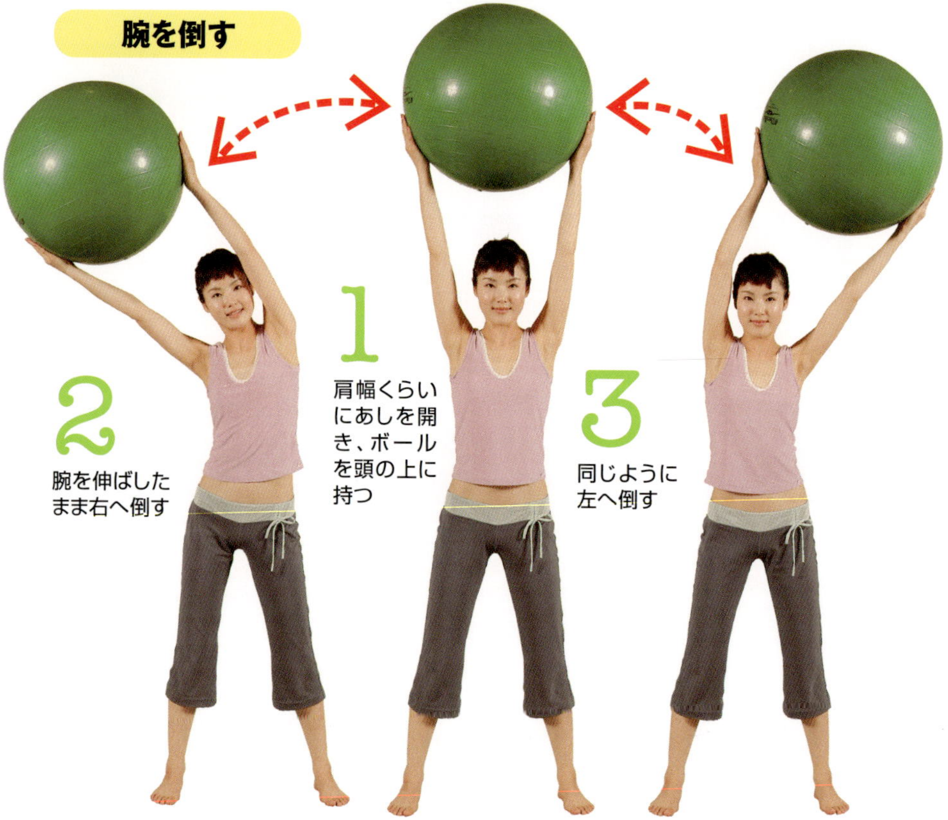

1 肩幅くらいにあしを開き、ボールを頭の上に持つ

2 腕を伸ばしたまま右へ倒す

3 同じように左へ倒す

上半身をひねる

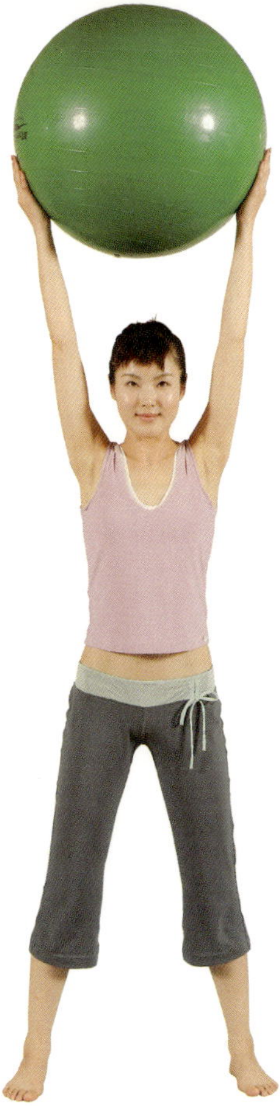

1 肩幅くらいにあしを開き、ボールを頭の真上に持つ

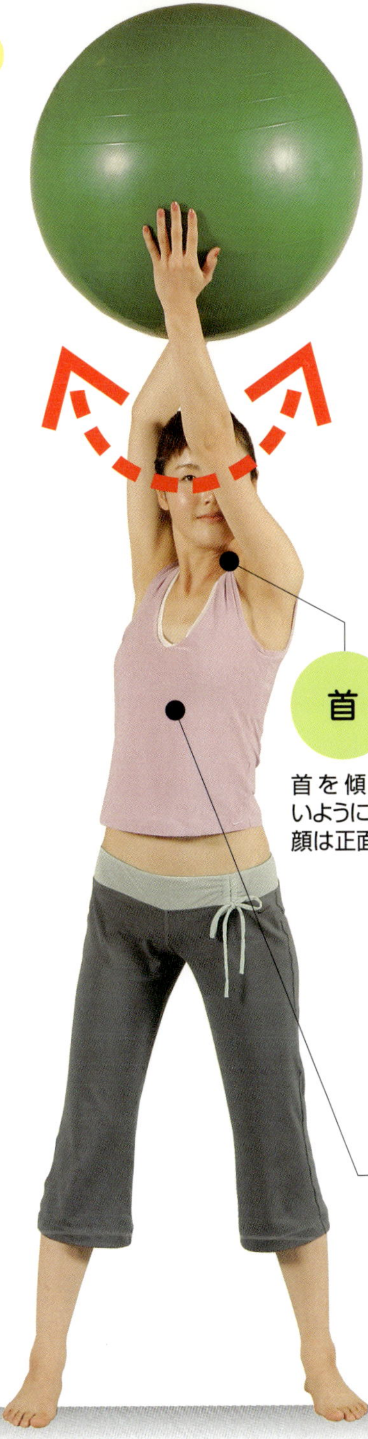

2 腰から下と顔は正面に向け、上半身だけで右にひねる

首

首を傾けないようにして、顔は正面

上半身

背中の筋肉を使って、肩でボールの重みを受け止める感覚を持つ

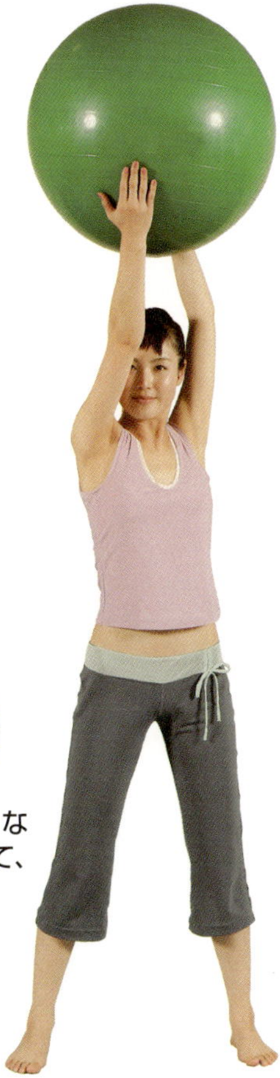

3 同じように左にひねり、元の姿勢に戻る。

肩こりをほぐす 4

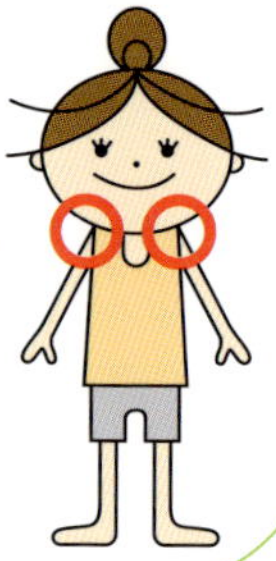

Scapular Adduction

運動のめやす	上げ下げで 1回	10回 3セット

からだ 両あしでバランスをとり、からだをボールにあずける

肩甲骨周辺の筋肉を使い腕を後ろに引くイメージで

左右の肩甲骨の間にある筋肉を、動かすエクササイズです。ボールの上にあお向けに乗り、両手を伸ばします。そして、背中の筋肉を使って左右の肩甲骨をくっつけるつもりで腕を引きましょう。からだをボールにあずけているので、下半身がしっかりしていないと、片あしに体重が乗ってしまい、バランスを崩しやすいので注意しましょう。

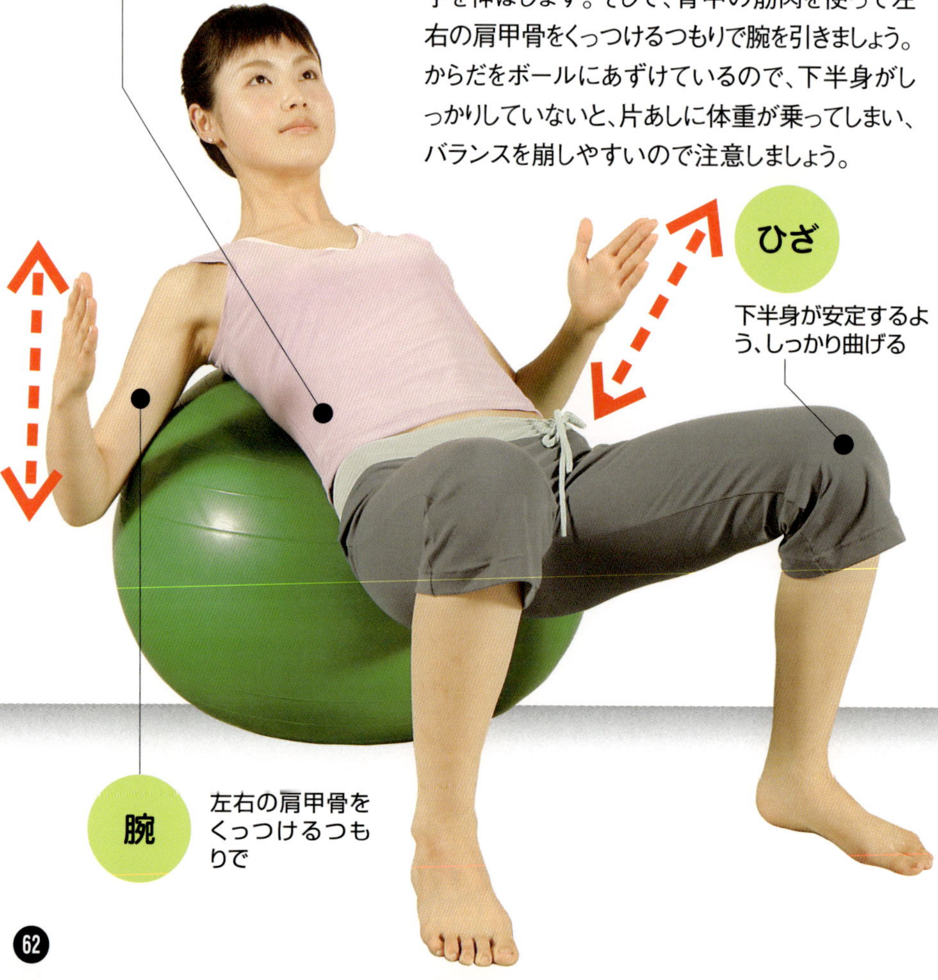

ひざ 下半身が安定するよう、しっかり曲げる

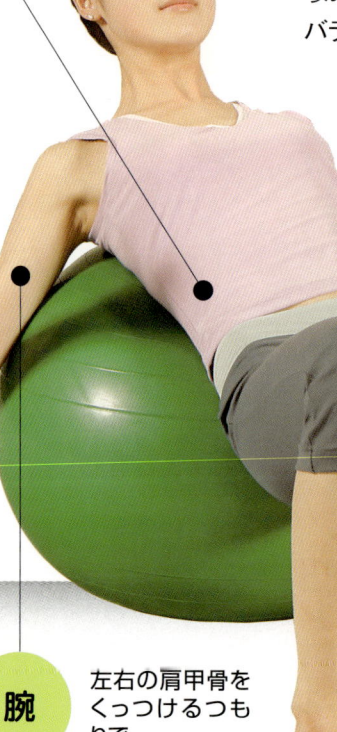

腕 左右の肩甲骨をくっつけるつもりで

1 両腕をやや広めに開く

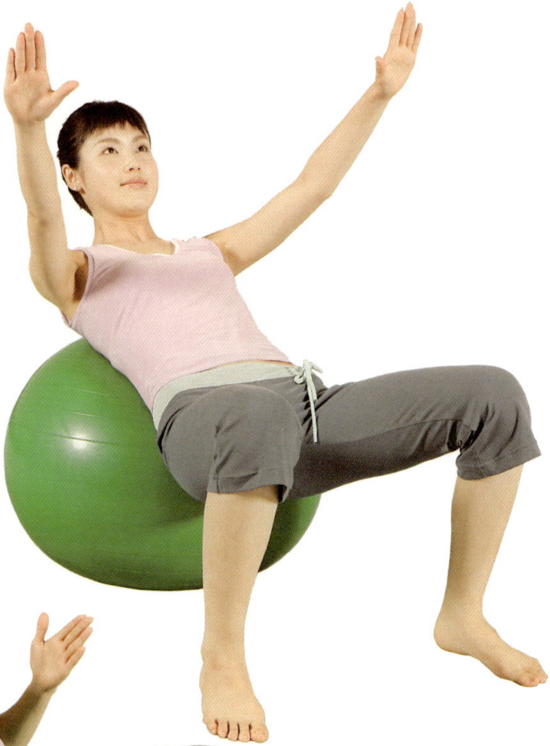

2 腕を後ろへ引っ張るイメージで左右の肩甲骨を引きよせ、ゆっくり元の姿勢に戻る

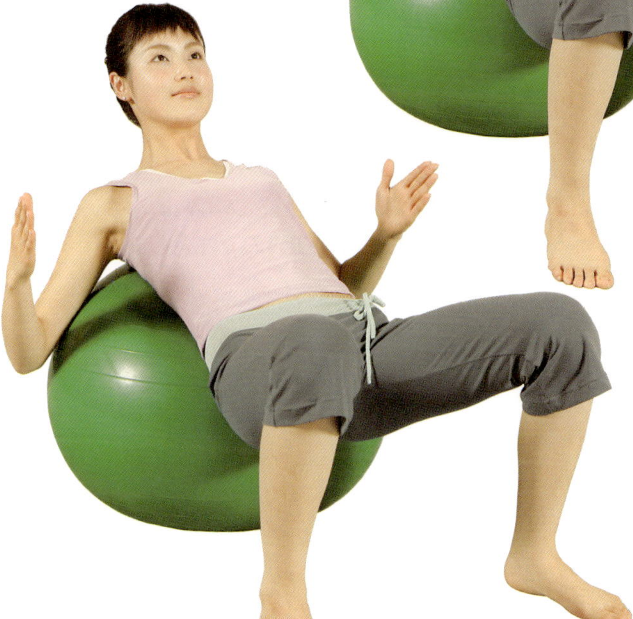

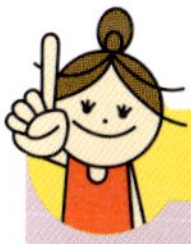

バリエーション

からだの位置でバランスが変わる

この写真はボールに対してやや斜めに乗っていますが、ボールの真上に乗る（床とからだが平行になる）ほど、バランスはとりやすくなります。調節しながら、自分に合った乗り位置を探しましょう。

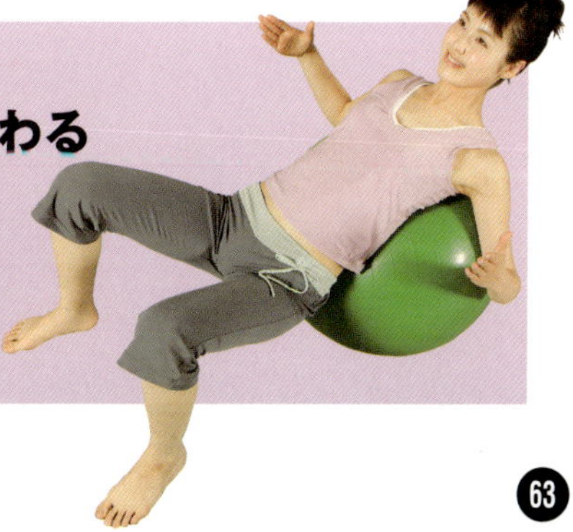

腰痛らくらく ①

Alternate Leg Raise

運動のめやす	左右で1回	5〜10回3セット

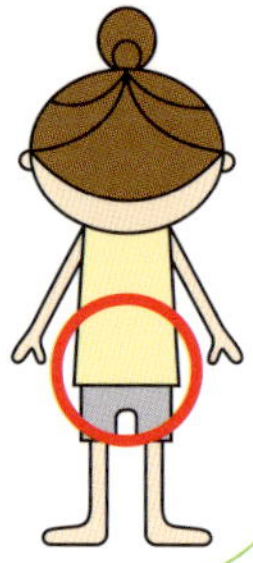

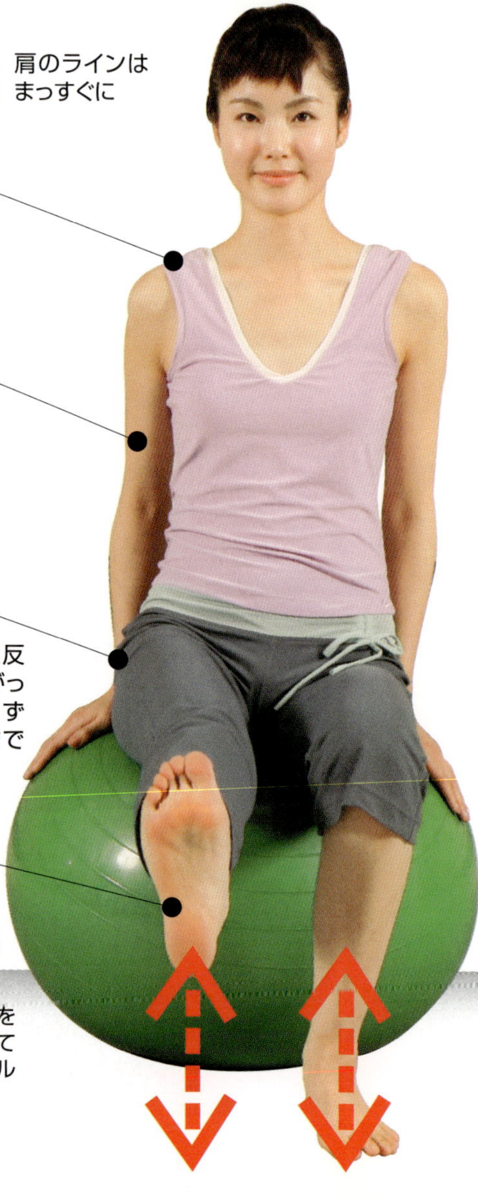

肩　肩のラインはまっすぐに

腕　手のひらをボールにつけて行うと、上半身が安定する

おしり　ボールのまん中に座って左右にバランスが崩れないように

あし　あしを上げると反対側の腰が下がってしまう人は、ずれないところまで上げればOK

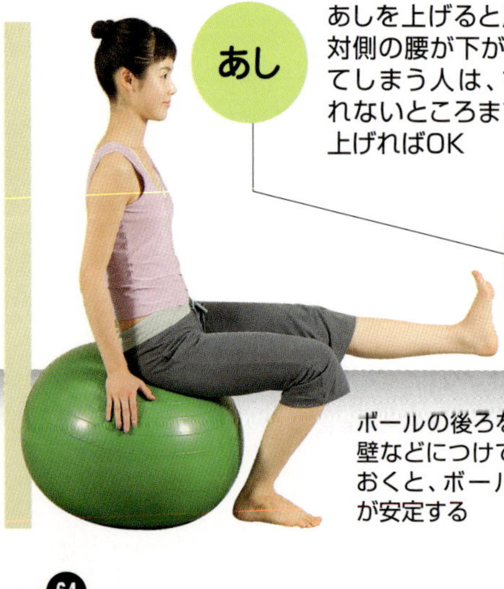

ボールの後ろを壁などにつけておくと、ボールが安定する

ボールに座って片あしをまっすぐ上げる

ボールに座り、おなかに力を入れながら、ひざを伸ばして片方のあしを上げます。おもにバランスを強化するエクササイズなので、腰を動かさずに、あしだけを曲げ伸ばしするのがポイント。たとえば右ひざを伸ばしたときに左腰が下がらないように。腰が左に下がってしまうということは、右のおしりの筋肉と左の背筋が弱いということです。

1 ボールに手をついて正しい姿勢で座る

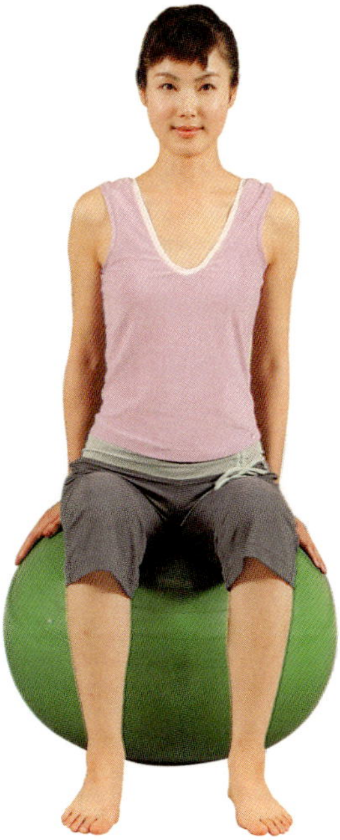

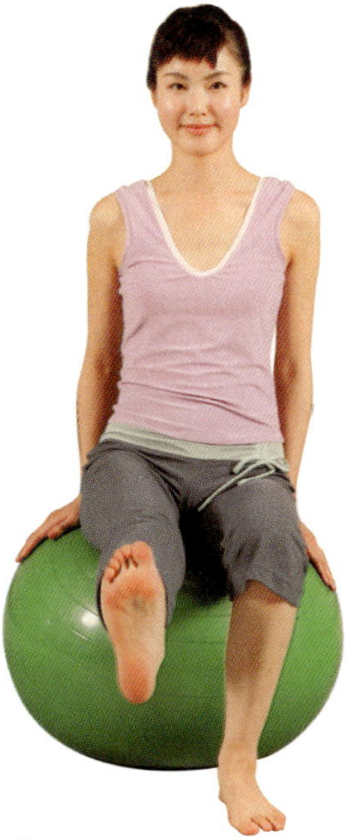

2 姿勢が崩れないように右あしを伸ばす

3 同じように、左あしを伸ばし、元の姿勢に戻る

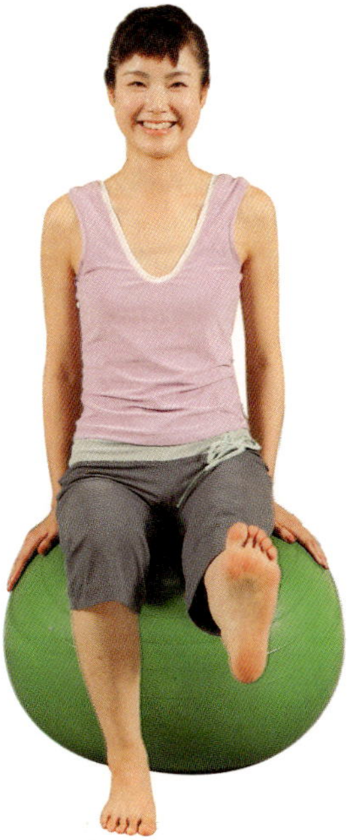

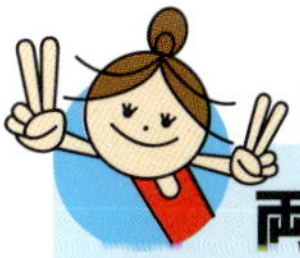

レベルアップ

両手を上げてバランスを保つ

エクササイズに慣れたらボールから手をはなし、腕を肩の高さまで上げてみましょう。上半身がぶれやすくなるぶん、バランスをとるのが難しくなります。鏡を見ながら、正しい動きを確認するとよいでしょう。

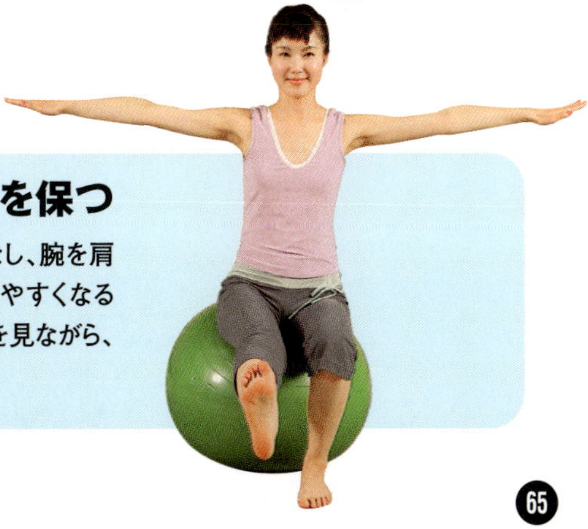

腰痛らくらく ②

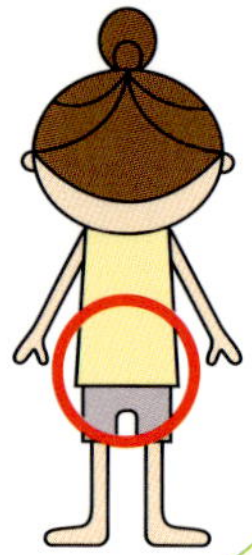

Alternate Ball Touch

運動のめやす	左右で1回	5回3セット

上半身をななめに起こし、あしで挟んだボールをタッチ

ボールを両ひざで挟み、腹筋をするときのような姿勢をとります。片手を逆側のひざ近くまで伸ばし、ボールをタッチします。ボールを挟むことで股関節周辺の筋肉を、上半身を徐々にななめ前方に起こすことで腹筋を鍛えることができます。腹筋を鍛えることで背筋が伸ばされ、腰まわりの筋力バランスを整えることができます。

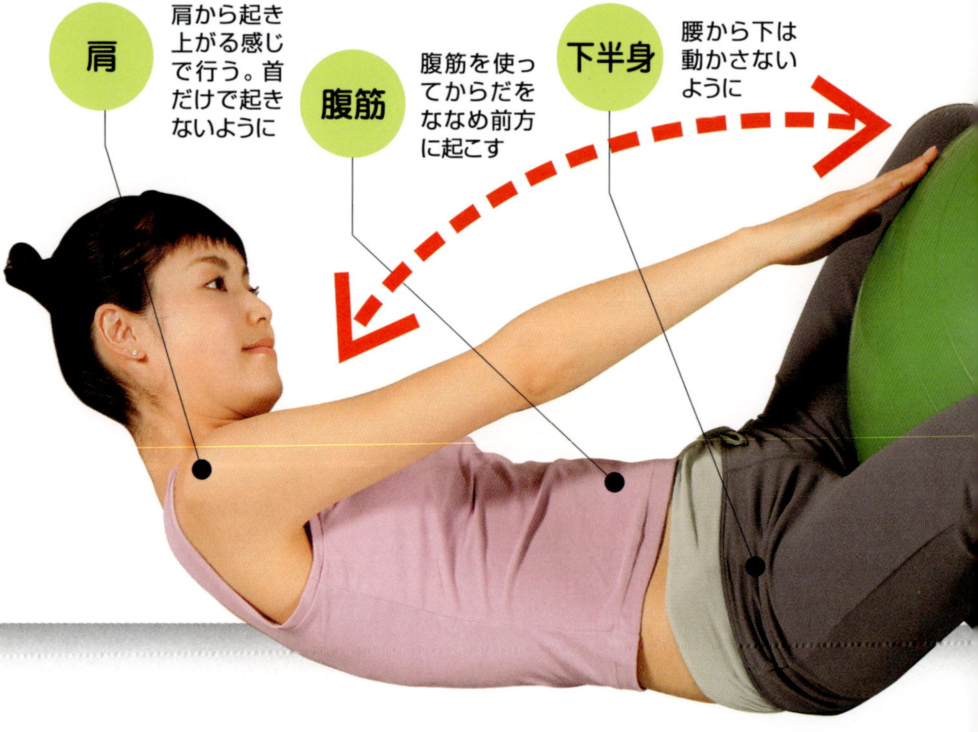
肩
肩から起き上がる感じで行う。首だけで起きないように
腹筋
腹筋を使ってからだをななめ前方に起こす
下半身
腰から下は動かさないように

1

あお向けになり、バランスボールをあしに挟む

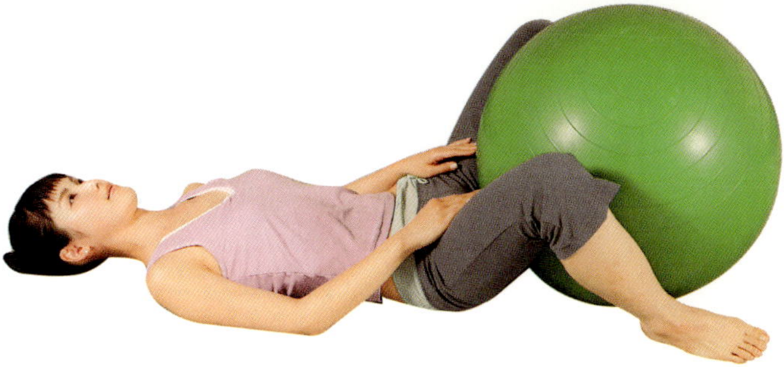

2

腹筋を使って右肩からゆっくり起こし、右手で左ひざ近くのボールをタッチして、元の姿勢に戻る

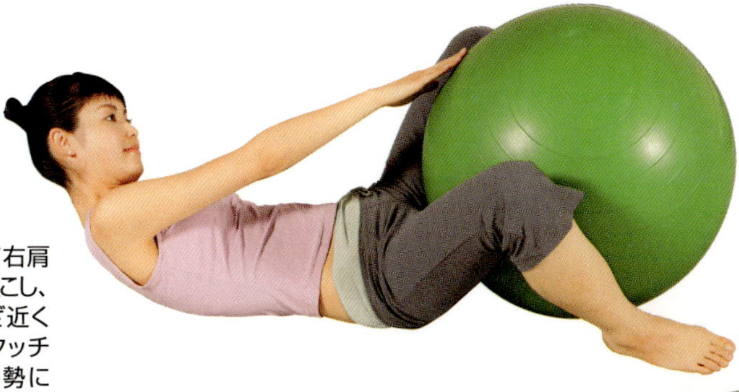

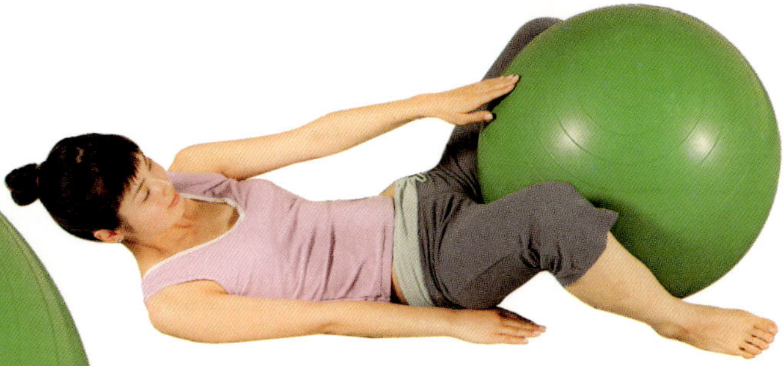

3

同じように、左手でボールをタッチする

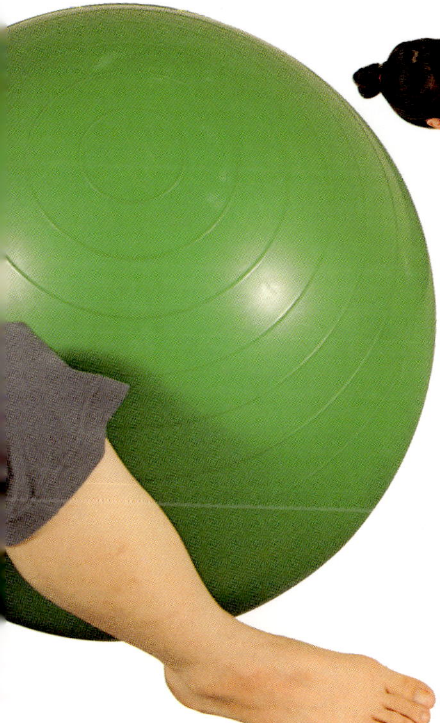

腰痛らくらく ③

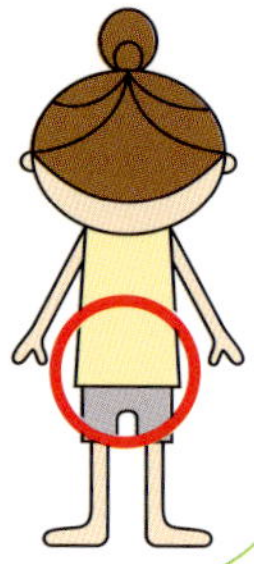

Hip Up Leg Pull In

運動のめやす	曲げ戻しで1回	8回3セット

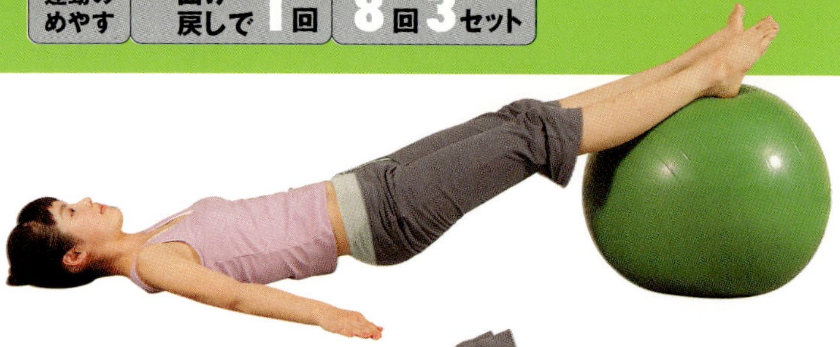

1 あしを少し開いてボールに乗せ、肩から足先までが一直線になるように腰を浮かせる

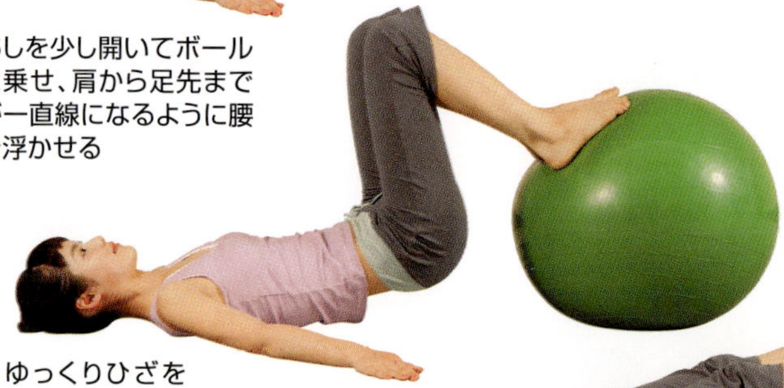

2 ゆっくりひざを曲げてボールを手前に転がす

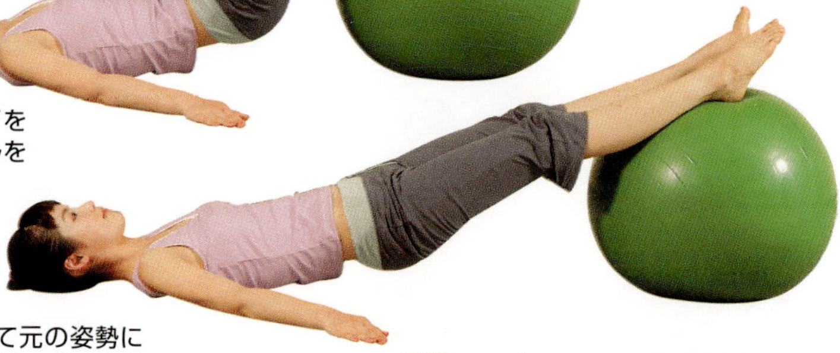

3 ひざを伸ばして元の姿勢に戻る。その状態で約2秒間静止し、再びひざを曲げる

腕 床につけてからだを支える。下半身が下がってしまうようなら、腕でおしりを支えてもよい

上半身 腰から上は動かさないように

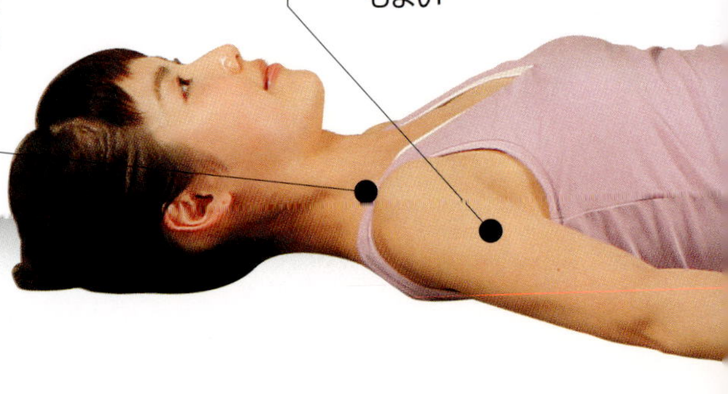

肩から下を浮かせ、ひざを曲げてボールを転がす

腕で上半身を支えながら、胸のあたりから足先に向かって、からだが一直線になるように腰を浮かせます。肩から下を浮かせることで、腹筋が鍛えられます。また、左右の腹筋の強さが違うと、ボールはまっすぐ手前に転がらず、筋力の強い方にななめに転がります。ボールがまっすぐ転がるように、意識して行うことがポイントです。

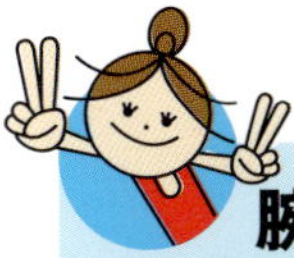

レベルアップ

腕を上げながらボールを転がす

エクササイズに慣れてきたら、腕を上げた姿勢でボールを転がしてみましょう。からだが左右に傾きやすくなるぶん、まっすぐ引きよせる意識が大切です。

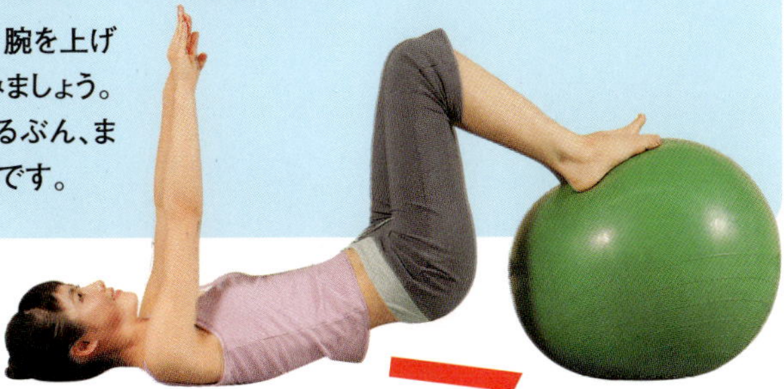

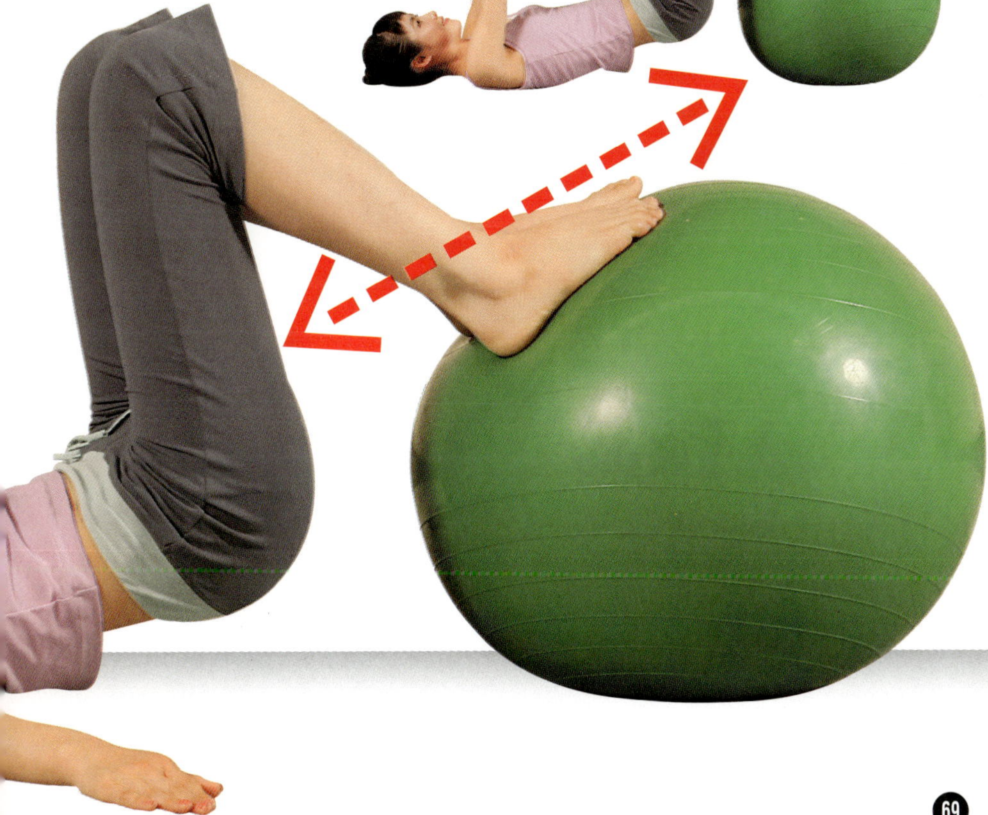

O脚を美脚に ❶

Side Stretch

運動のめやす	左右各30秒で1セット	3セット

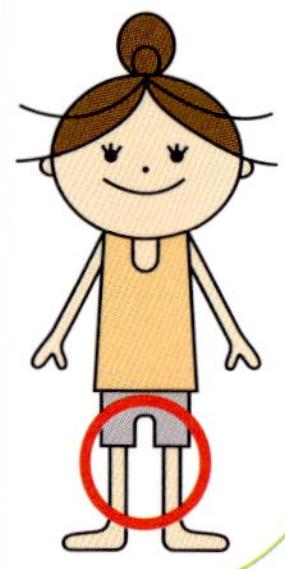

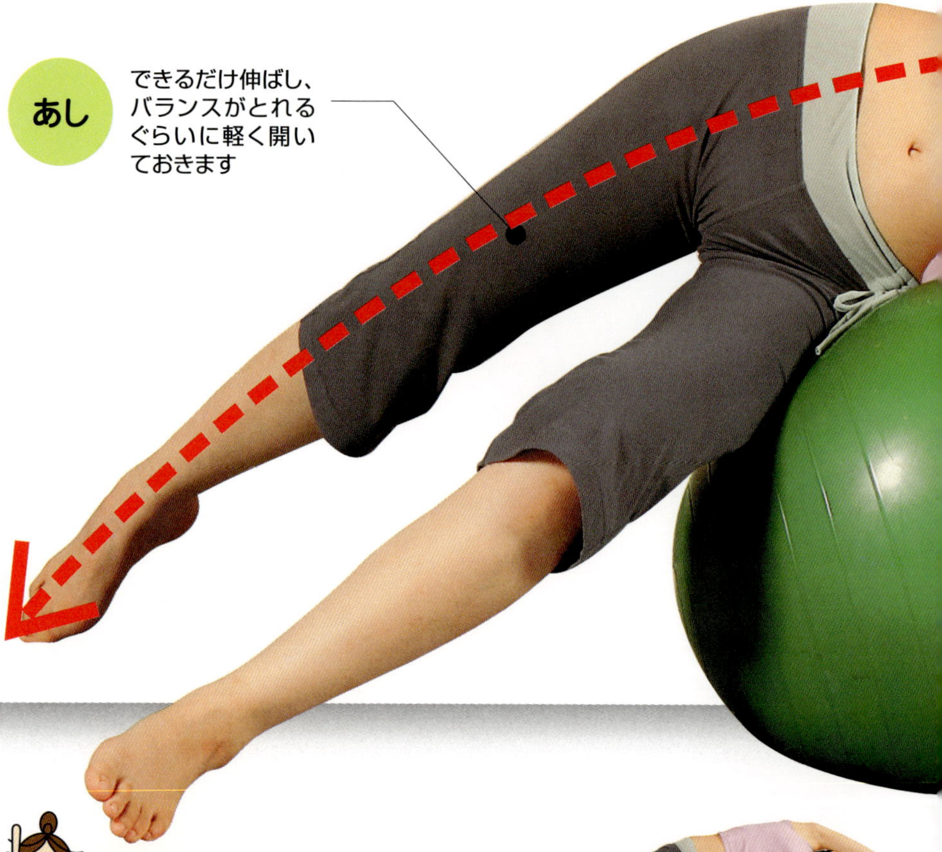
あし
できるだけ伸ばし、バランスがとれるぐらいに軽く開いておきます

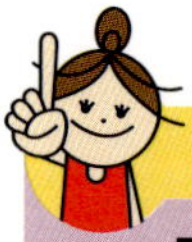

バリエーション

下側のあしを前に出してみる

慣れてきたら、下側のあしを思いきり前に置いてみましょう。太ももの内側も同時にストレッチでき、よりO脚の矯正に効果的です。

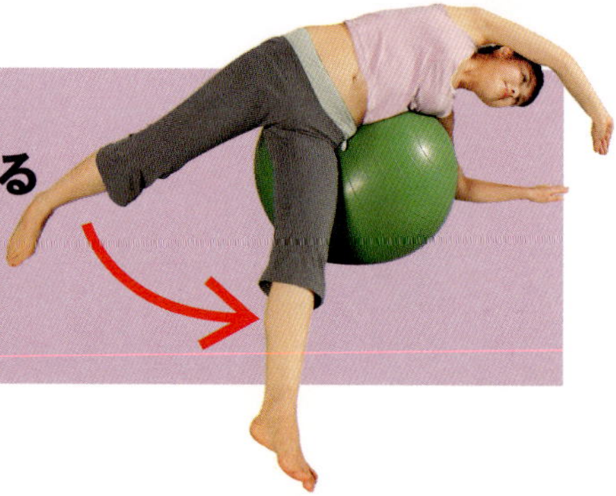

弓のようにからだの側面を伸ばす

O脚の人は、太ももの外側が突っ張りぎみです。そこをほぐすことでO脚の矯正に効果があります。ボールがおなかの下あたりになるよう横向きに寝ます。安定するまでは、からだに余計な力が入りますが、安定したら力を抜き、ゆっくりとからだの側面を伸ばしましょう。

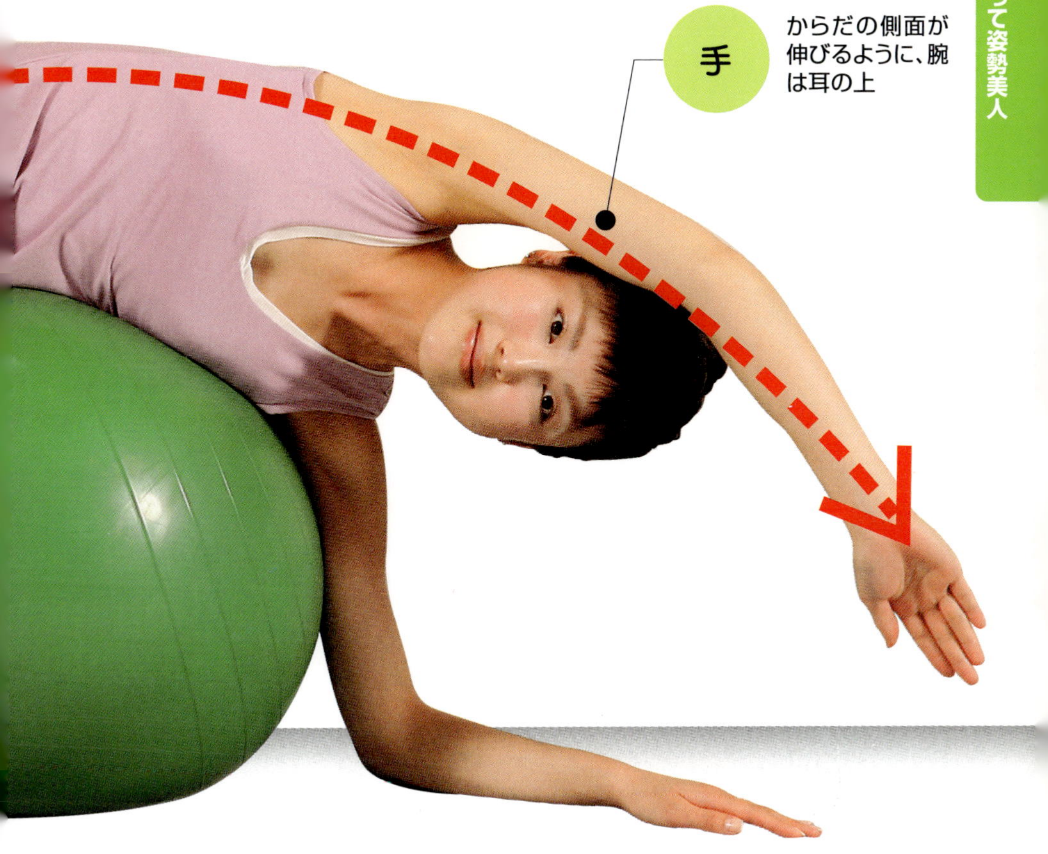

からだの側面が伸びるように、腕は耳の上

O脚を美脚に ②

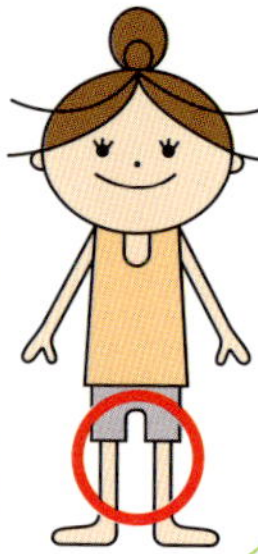

Side Lunge

運動のめやす	左右で1回	5回3セット

1 両あしを開いて、腕はまっすぐ伸ばす

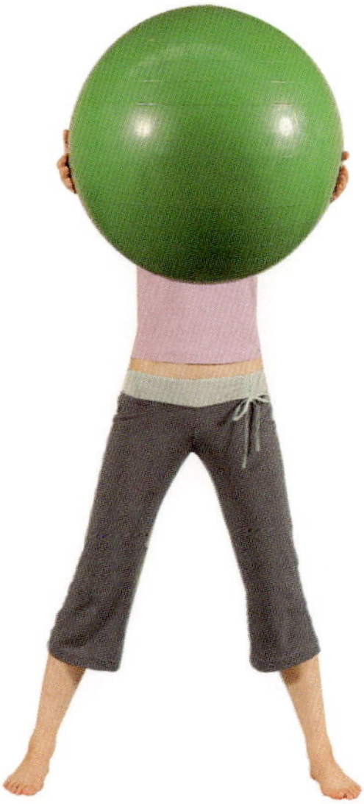

肩を落とさずひざを曲げ、ボールを左右に運ぶ

太ももの筋肉をバランスよく整えるので、O脚の矯正に効果的です。あしを肩幅ぐらいに開き、両腕をまっすぐ前に伸ばしてボールを持ちます。その体勢から、太ももの内側に意識を向けながら腰をひねり、ひざを曲げていきます。一度元の姿勢に戻ったら、反対のあしも同様に。肩の力を抜いて、ゆっくりと行いましょう。

2 腰をひねりながら、ゆっくりとひざを曲げ、ボールをからだの横へ

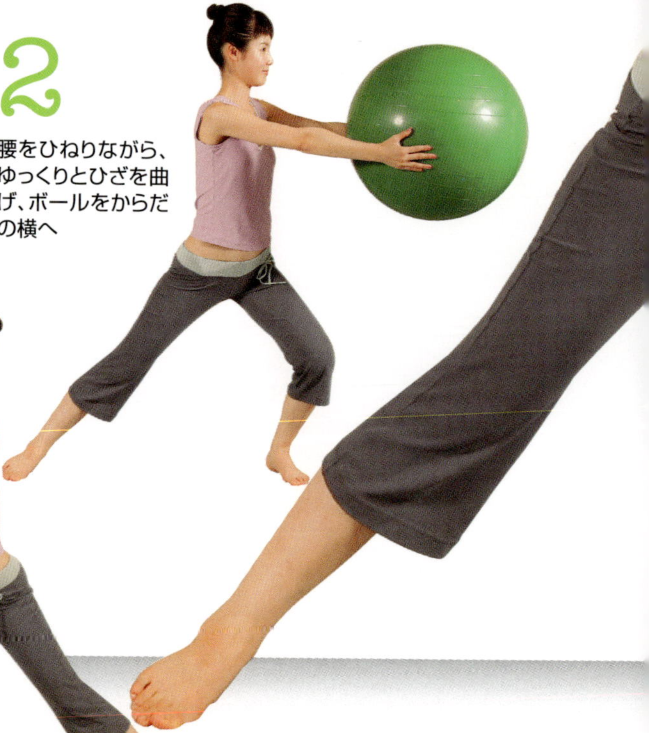

3 同じように反対側も行う

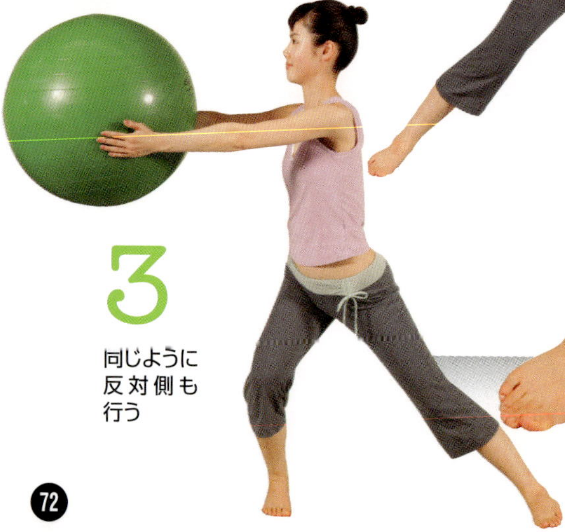

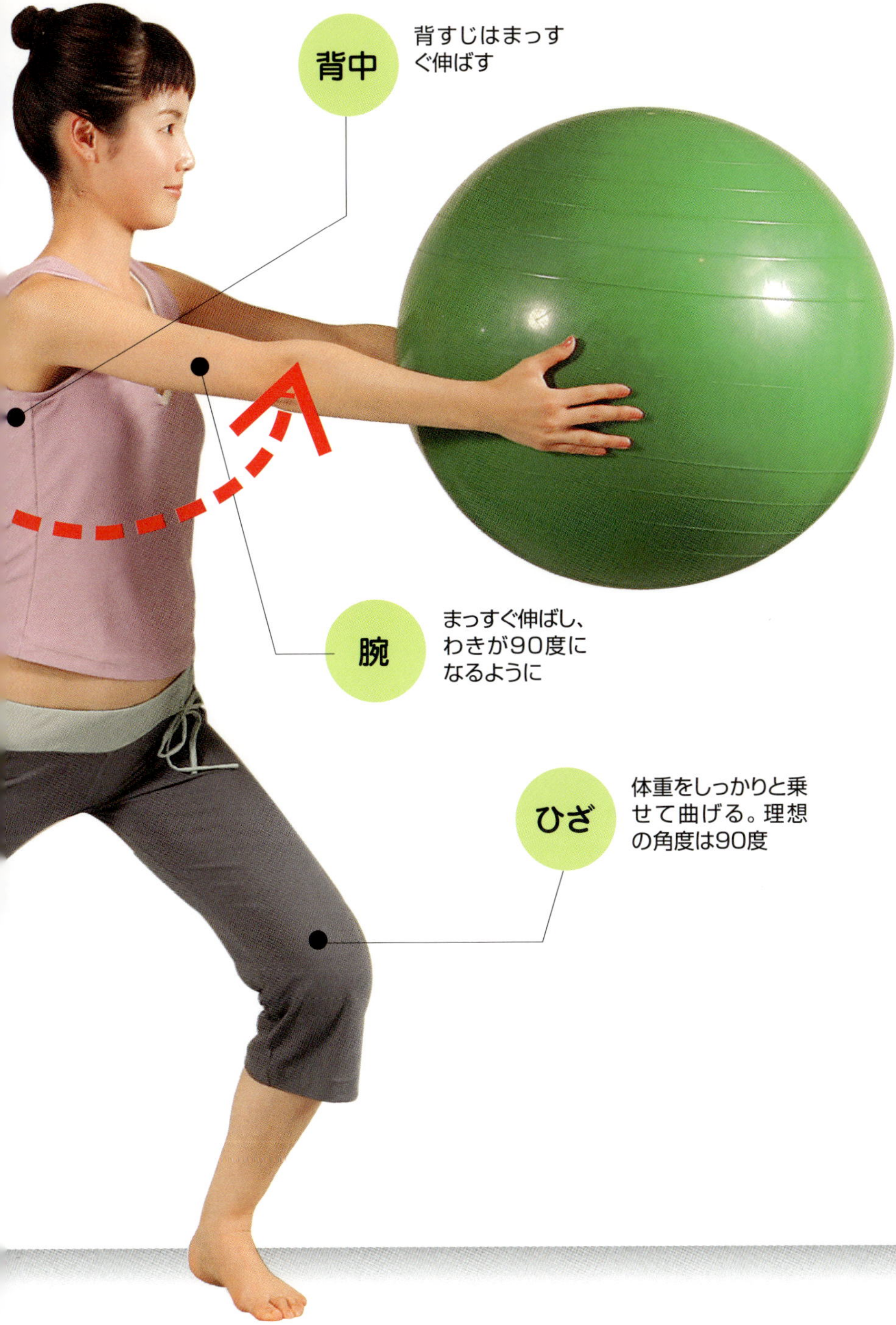
背中
背すじはまっすぐ伸ばす
腕
まっすぐ伸ばし、わきが90度になるように
ひざ
体重をしっかりと乗せて曲げる。理想の角度は90度

O脚を美脚に ③

Knee Bent Leg Abduction

運動のめやす	右あし連続 10回	左あし連続 10回	3セット

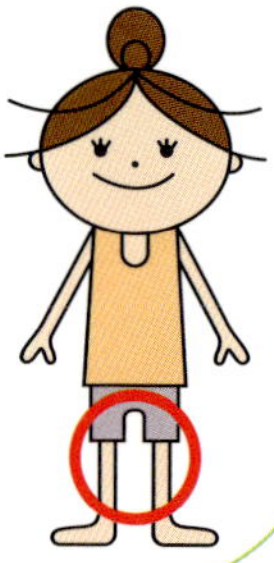

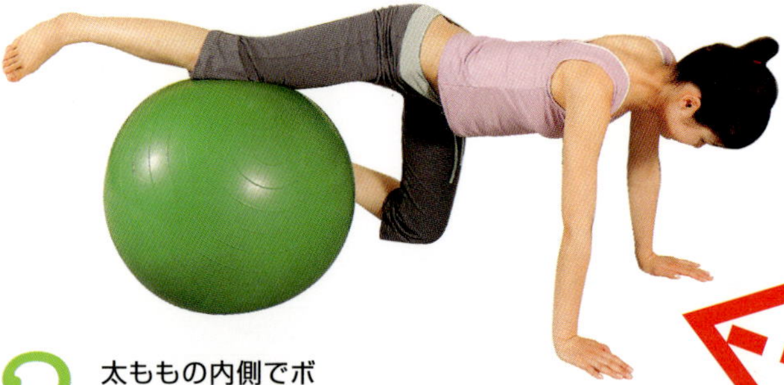

1 両手は肩幅ほどに開き、頭からあし先までが一直線になるようにして、ひざ下あたりにボールを置く

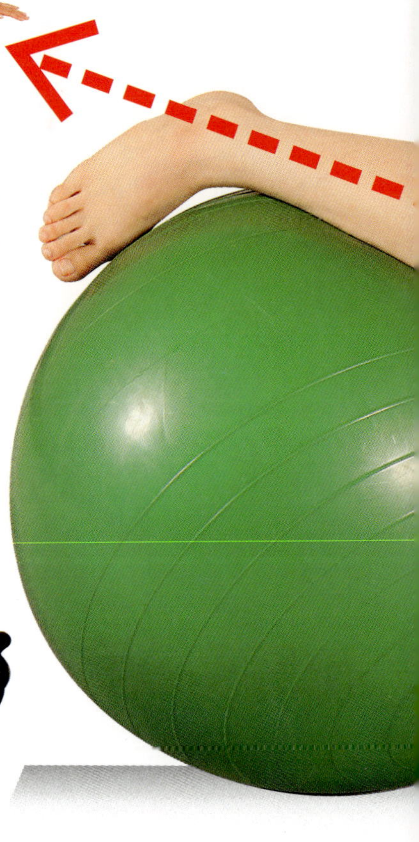

2 太ももの内側でボールを押しつぶすように引きよせる

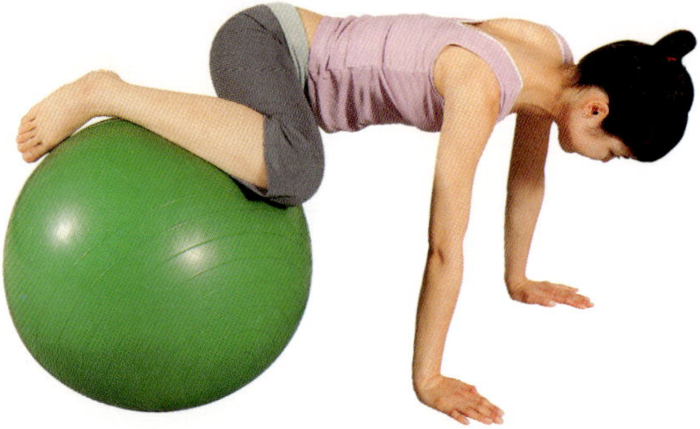

3 内ももに意識を向けながらゆっくりと元の姿勢に戻る

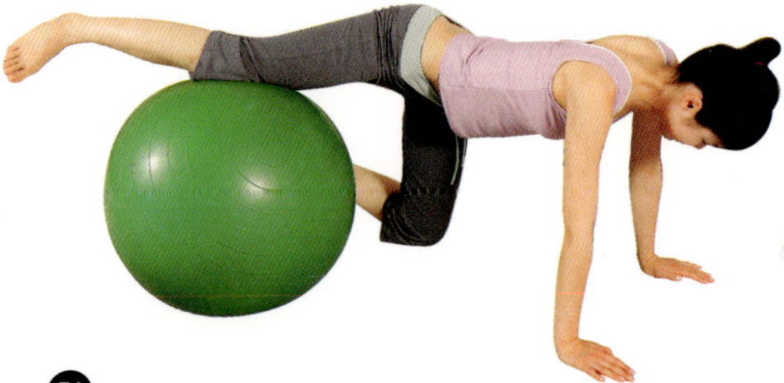

おしりと太ももの内側で ボールを引きよせる

おしりと太ももの内側を強化することで、O脚を美脚にしていきます。まず、両手と片あしを地面につけ、もう一方のあしをまっすぐに伸ばし、ひざ下にボールを置きます。そのとき頭からあし先までが一直線になるようにしましょう。その体勢から太ももの内側に意識を向け、上げた方のあしをゆっくりと曲げて、ボールをからだに引きよせます。そのまま数秒間静止し、またゆっくりと元の姿勢に戻ります。

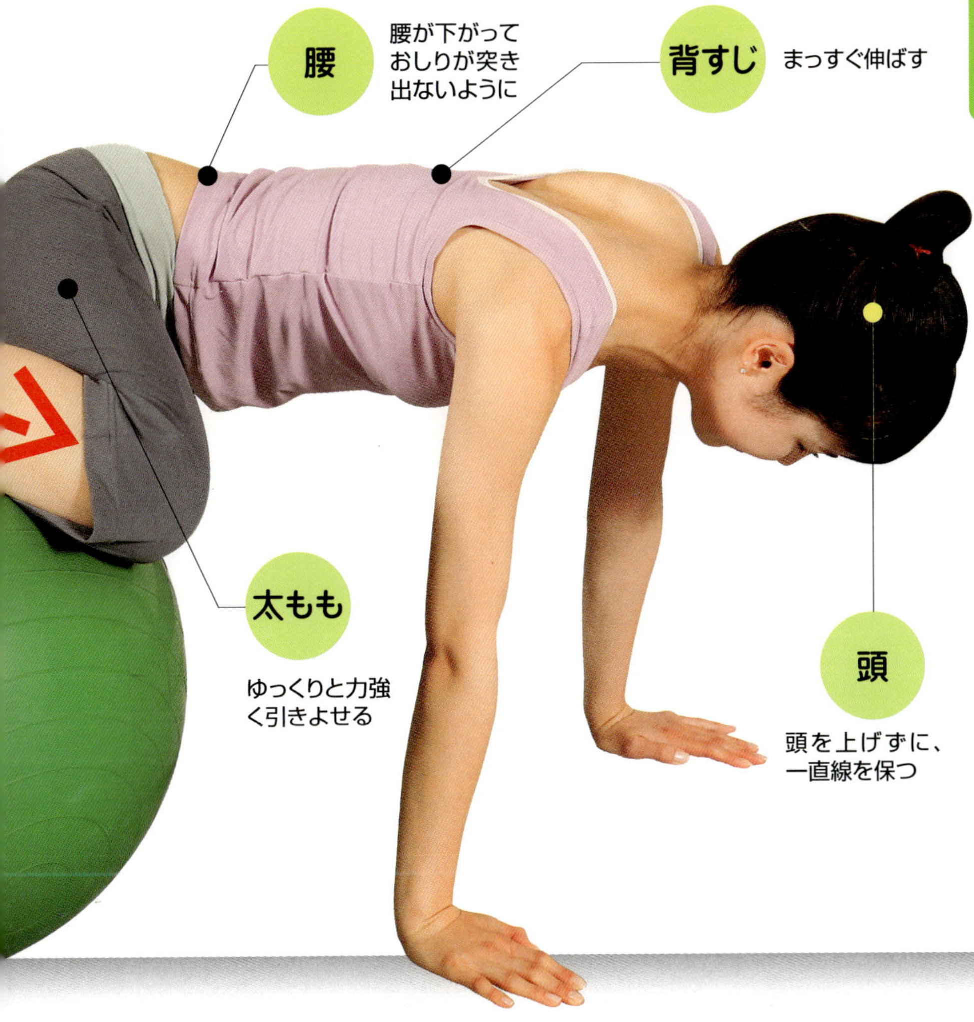
腰
腰が下がって
おしりが突き
出ないように
背すじ
まっすぐ伸ばす
太もも
ゆっくりと力強
く引きよせる
頭
頭を上げずに、
一直線を保つ

O脚を美脚に ④

Wall Single Leg Lunge

運動のめやす	右あし連続 5回	左あし連続 5回	3セット

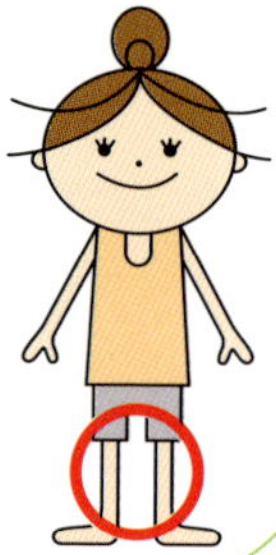

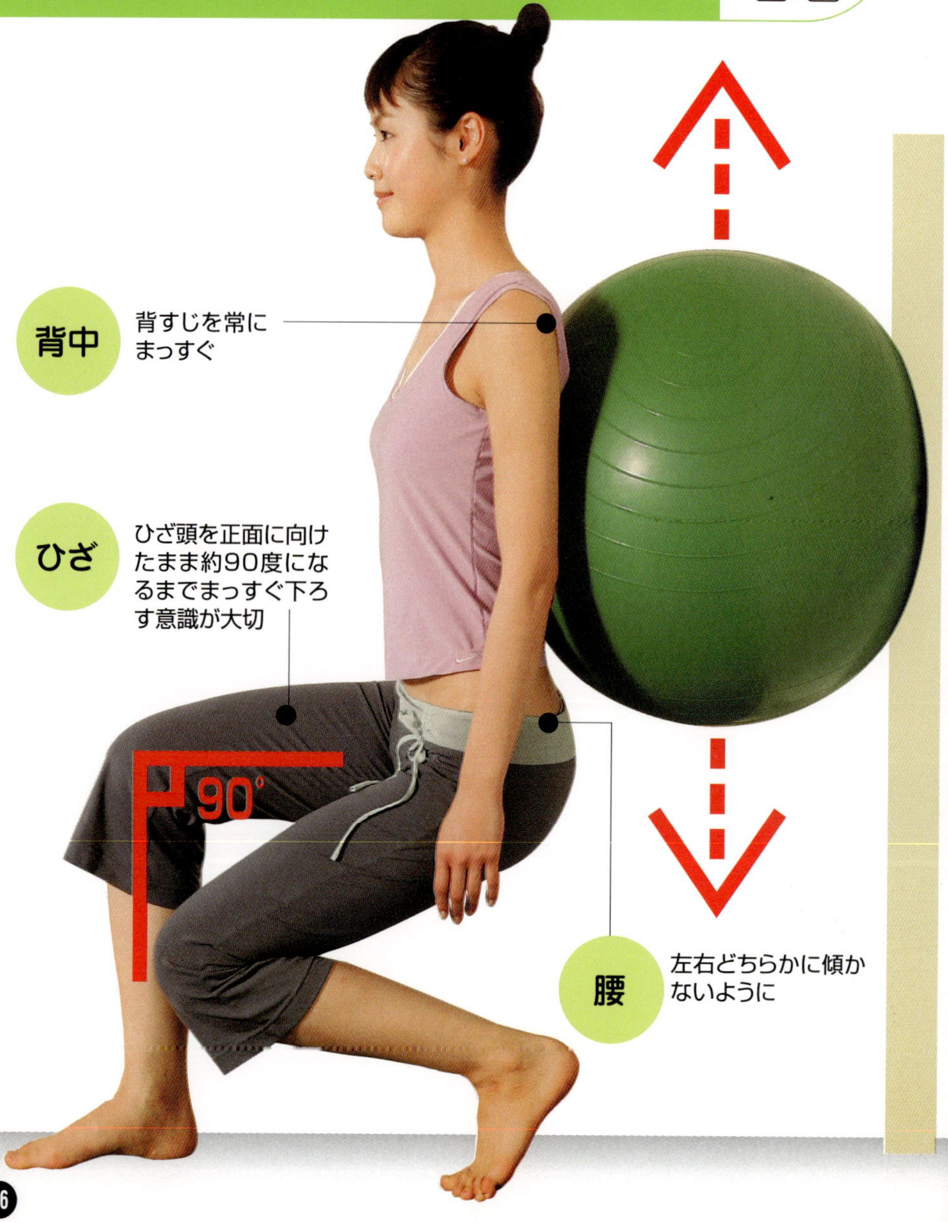

背中
背すじを常にまっすぐ

ひざ
ひざ頭を正面に向けたまま約90度になるまでまっすぐ下ろす意識が大切

腰
左右どちらかに傾かないように

壁と背中でボールを挟み、上下に動かす

背中と壁の間にボールを挟み、あしを軽く前後に開きます。その体勢からゆっくりとひざを曲げていきます。前あしが約90度まで曲がったら1～2秒間静止し、ゆっくりと元の姿勢に戻ります。ポイントは、壁によりかからないように、おなかに力を入れること。またO脚の人は、曲げたひざが外側をむいてしまいがち。ひざをまっすぐに下ろすことでO脚の矯正に効果があります。

1

ボールにもたれかからないように、腹筋に力を入れる

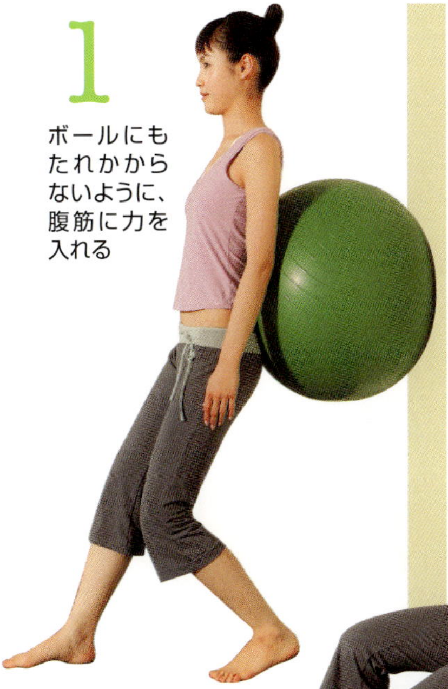

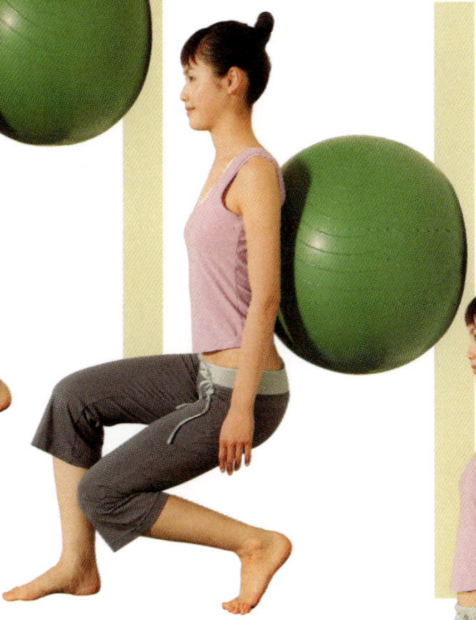

2

ゆっくりひざを曲げていき、1～2秒間静止

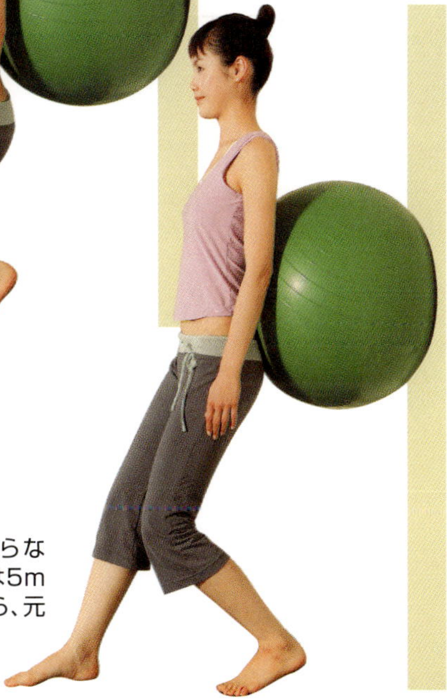

3

前かがみにならないように目線は5m先へ向けながら、元の姿勢に戻る

むくみすっきり 1

Spiral Rotation

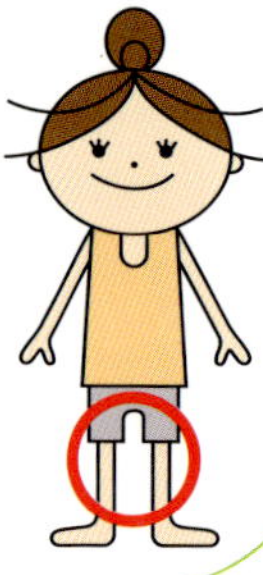

運動のめやす	左右で1回	5回2セット

上半身を床につけたまま、下半身は腰からひねる

腰を動かすことで下半身の血行がよくなり、むくみが改善されます。あお向けになり、腕を伸ばしてボールを持ちます。ボールは動かさず、頭や肩を床から離さないように気をつけながら、左右交互に腰をゆっくりとひねってあしを倒していきます。左右の5回目は、あしを倒した状態で30秒間静止します。

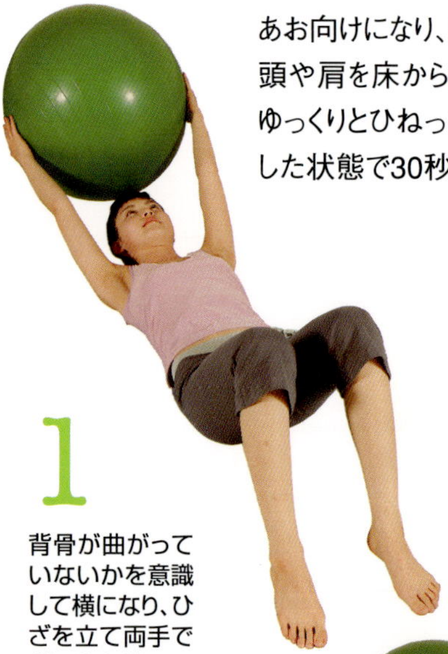

1

背骨が曲がっていないかを意識して横になり、ひざを立て両手でボールを持つ

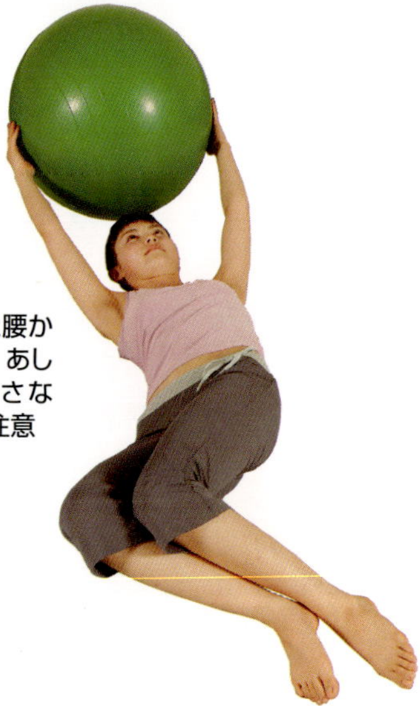

2

ゆっくりと腰からひねる。あしだけを倒さないように注意

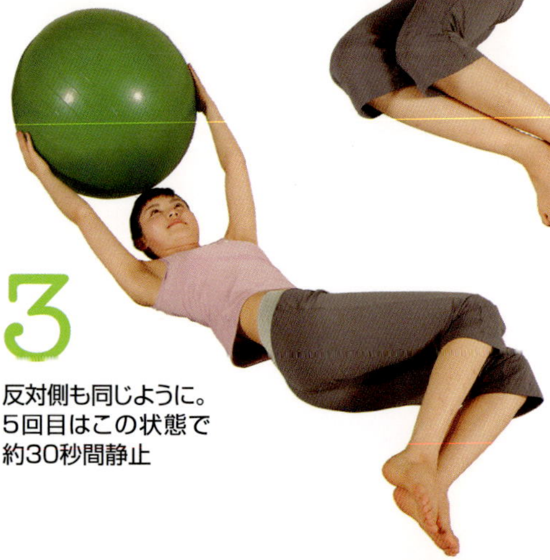

3

反対側も同じように。5回目はこの状態で約30秒間静止

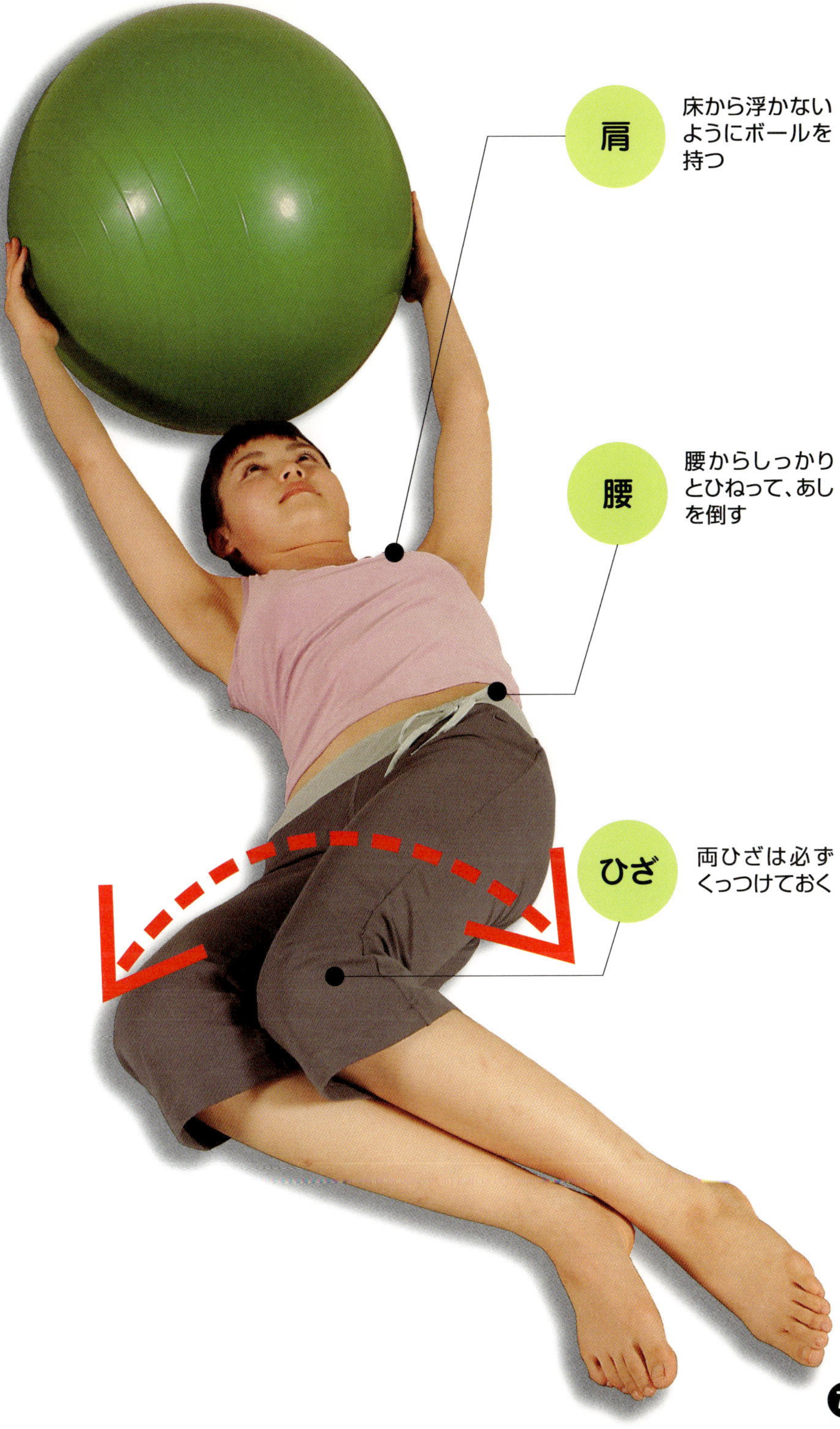
肩
床から浮かないようにボールを持つ
腰
腰からしっかりとひねって、あしを倒す
ひざ
両ひざは必ずくっつけておく

むくみすっきり ②

Wall Roll

運動のめやす　上げ下げで1回　10回3セット

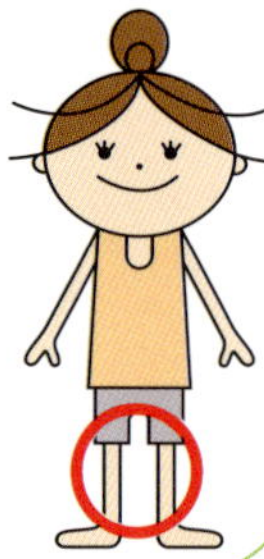

下半身を使ってボールを転がす

あしを上げることと、動かすことのダブル作用で、むくみを改善する効果が期待できます。上半身を床にべったりつけて、あしを上げます。そのあしと壁でボールを挟み、ゆっくりと下ろしていきます。下げたあしが床と平行になったところで数秒間静止。そのとき、上半身が動かないように気をつけましょう。

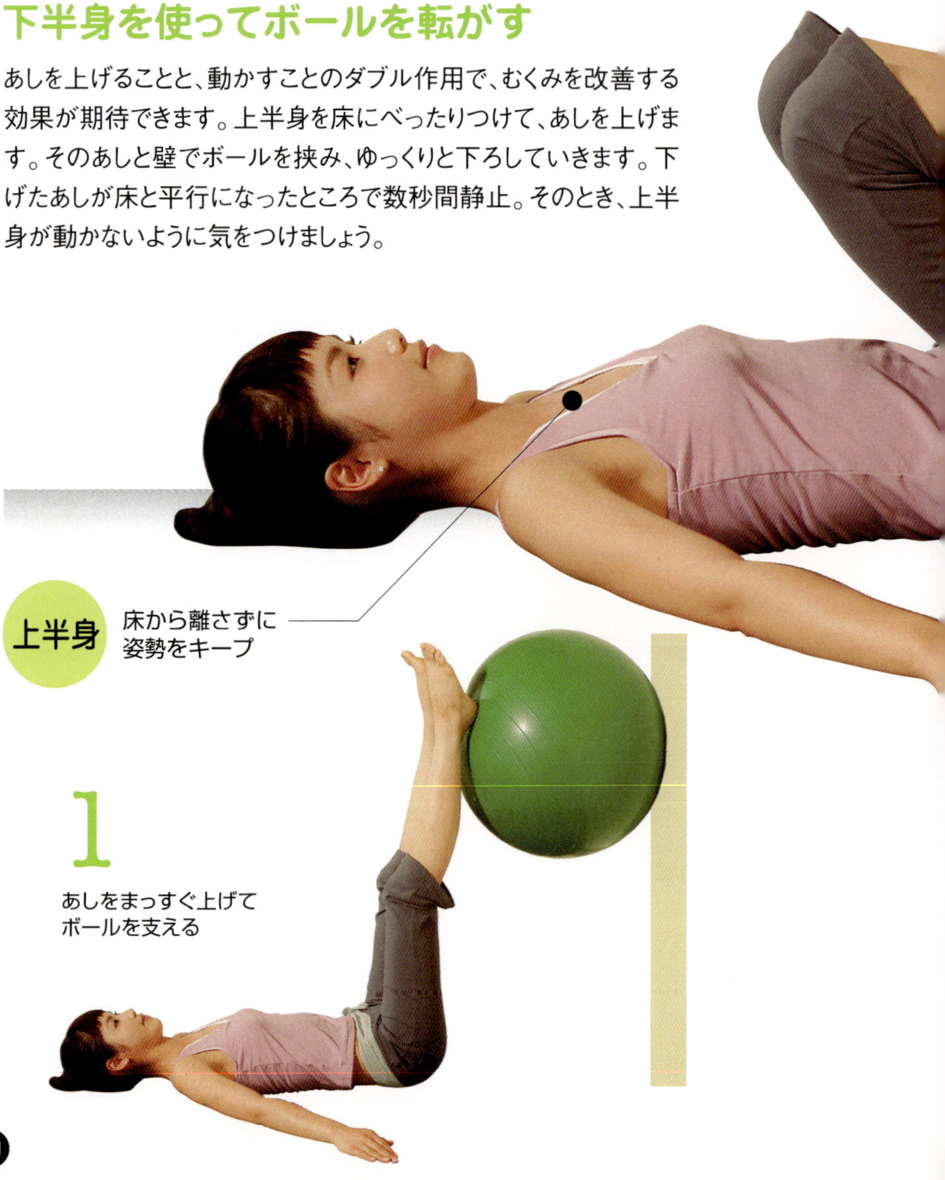
上半身
床から離さずに
姿勢をキープ

1

あしをまっすぐ上げて
ボールを支える

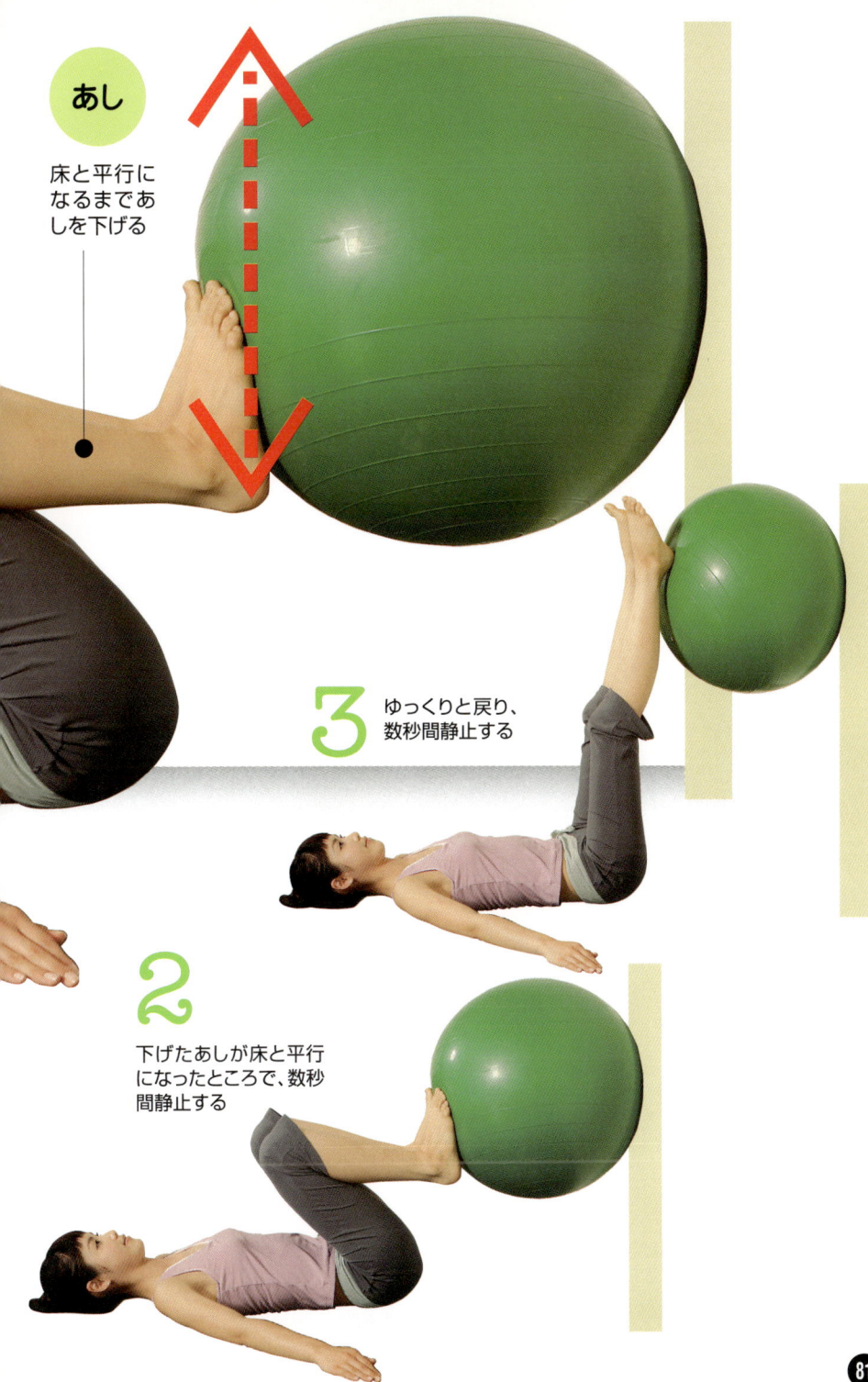

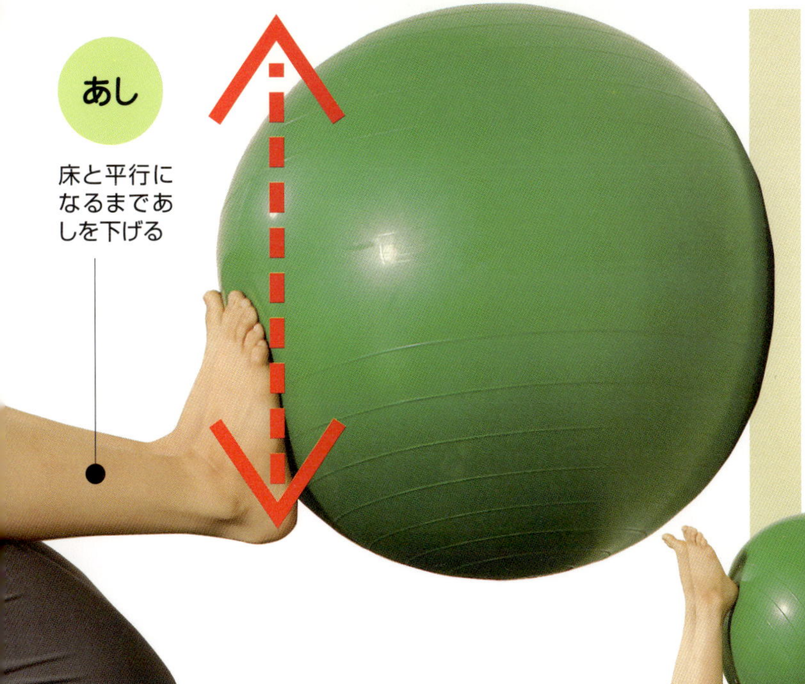

2

下げたあしが床と平行になったところで、数秒間静止する

3

ゆっくりと戻り、数秒間静止する

猫背をしゃん!と ❶

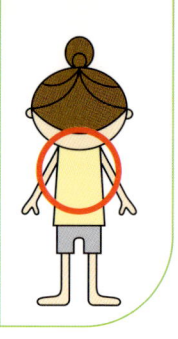

Scapular Adduction(prone)

運動のめやす	上げ下げで 1回	10回 3セット

肩甲骨がひじをつり上げる

肩甲骨を背中側に引きよせる意識を持つことで、背すじをまっすぐに。うつ伏せで胸の下にボールを置き、腕と肩を一直線にして、ひじを約90度に保ちます。肩甲骨を背中側に引きよせ、ひじを上げて2秒ほど静止。肩や腕だけを使うのは逆効果。疲れてきて肩甲骨を引きよせることができなければ、回数を減らしましょう。

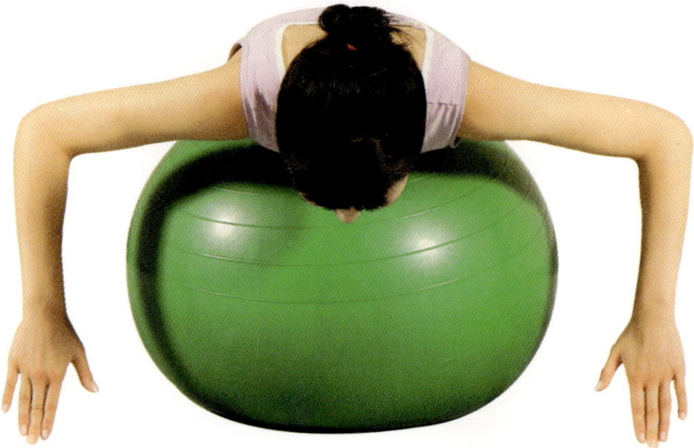

1 腕と肩を一直線に

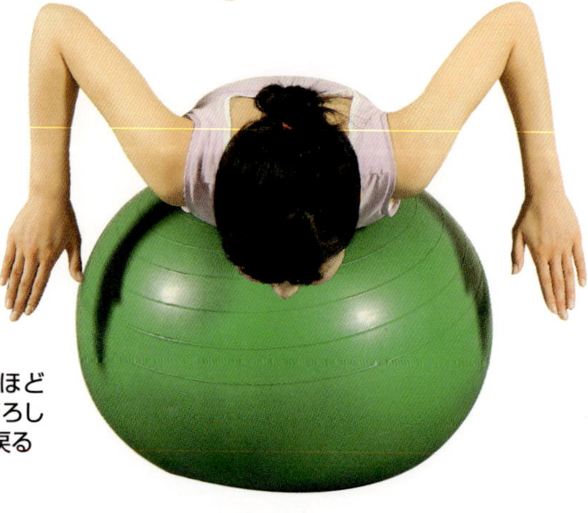

2 ひじをあげて2秒ほど静止し、ゆっくり下ろしながら元の姿勢に戻る

ひじ

左右のひじの高さをそろえる

背中

肩甲骨を引きよせる

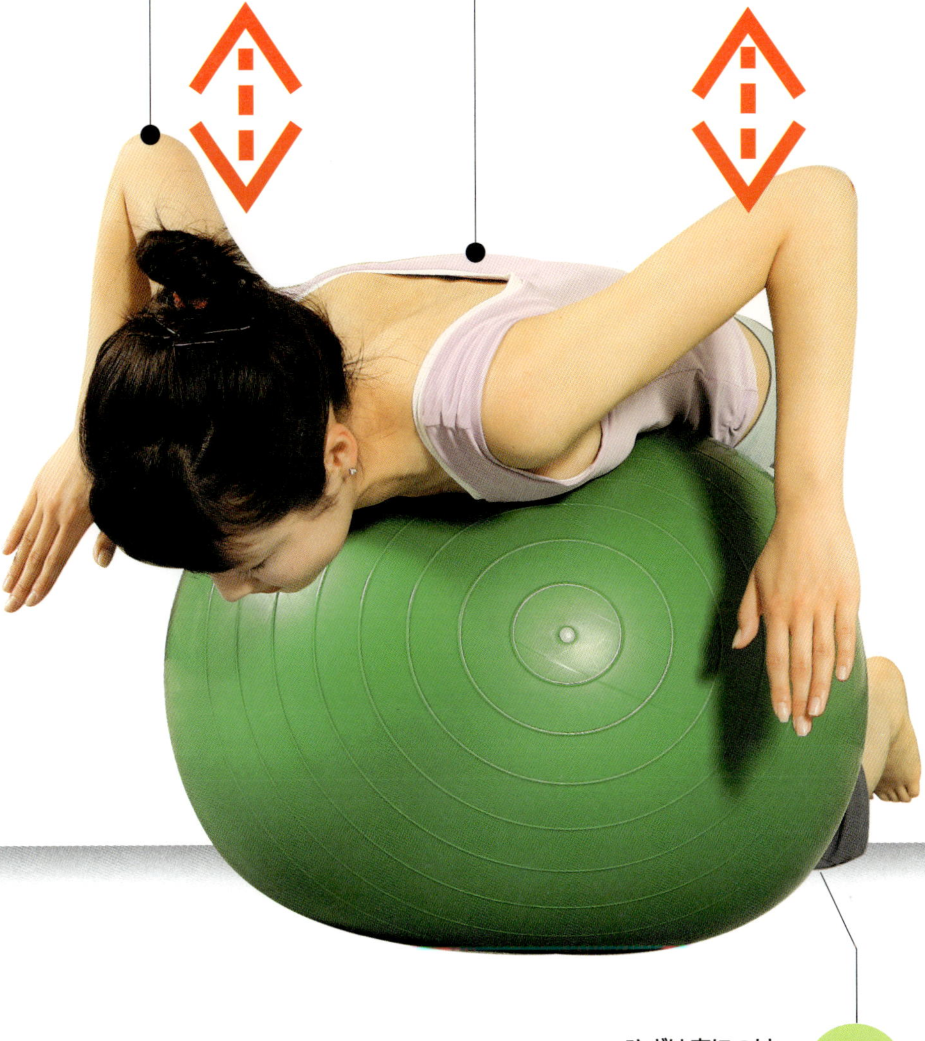

ひざ

ひざは床につけ、からだのバランスをキープ

猫背をしゃん!と ②

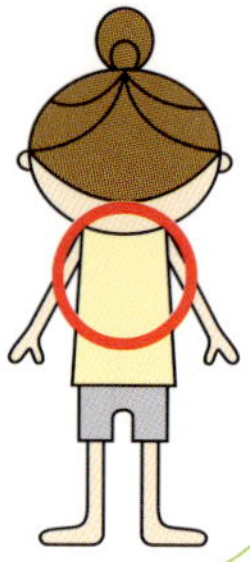

Ball Squat

運動のめやす	上げ下げで 1回	8～10回 3セット

肩甲骨を意識して、背すじをまっすぐに

あしを肩幅くらいに開き、両腕を上げてボールを持ちます。かかとを床につけたまま、ひざが約90度になるまでゆっくりボールを下ろします。ポイントは、肩甲骨を背中側に引きよせながら行うこと。常に肩甲骨を意識して行うことで、からだに正しい姿勢を覚えさせます。

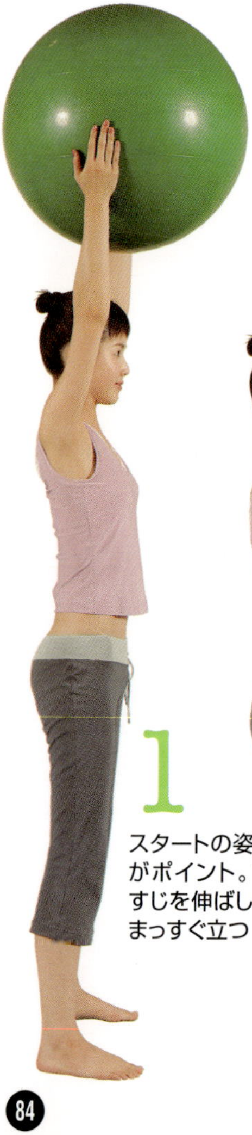

1

スタートの姿勢がポイント。背すじを伸ばしてまっすぐ立つ

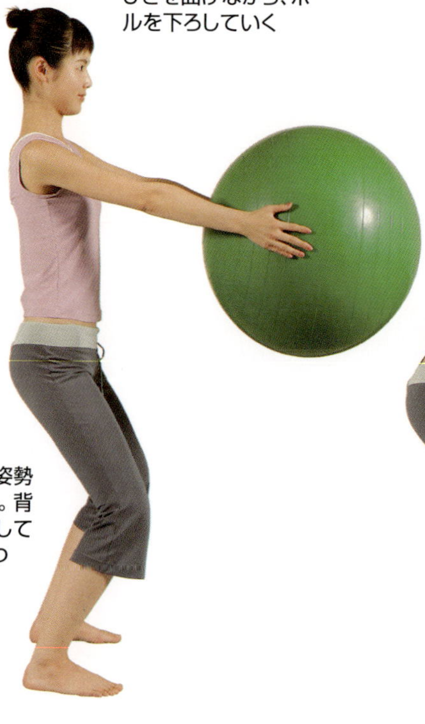

2

姿勢を崩さずゆっくりひざを曲げながら、ボールを下ろしていく

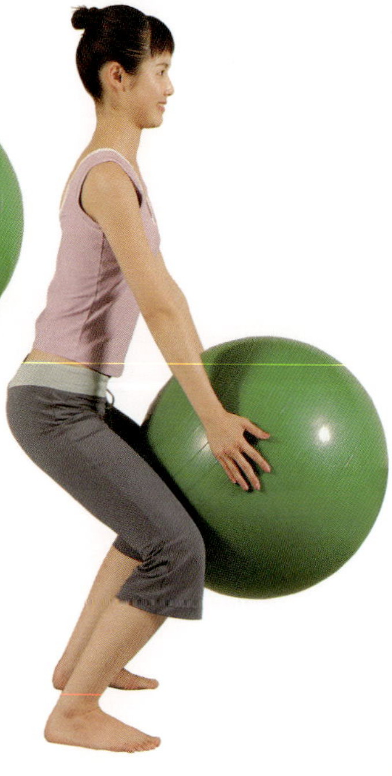

3

ひざが約90度になるまで下ろす。この時、首が下がったり背中が丸くならないように

背中

肩甲骨を背中側
に引きよせる

ひじ

伸ばしたまま
ボールを上げ
下げ

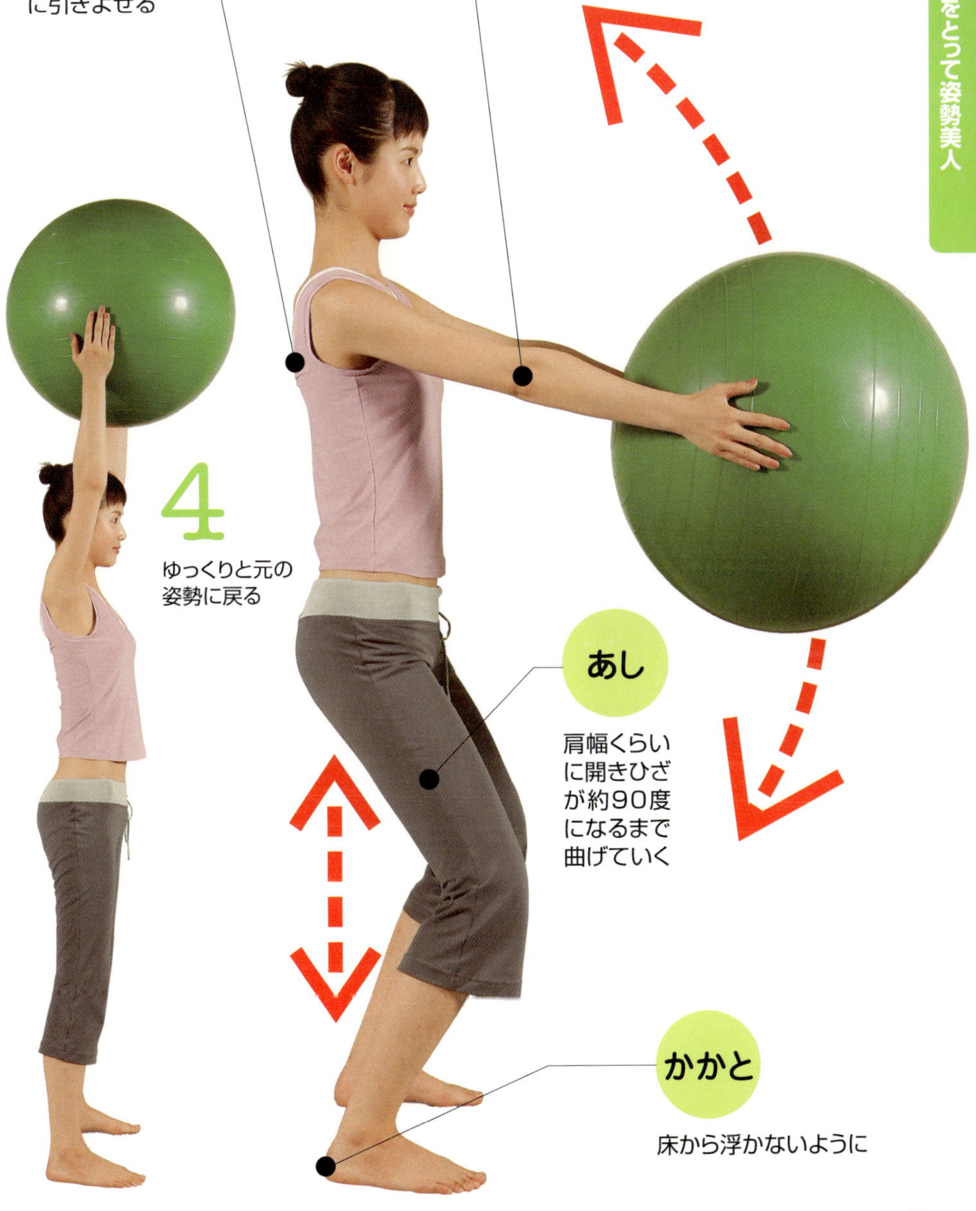

4

ゆっくりと元の
姿勢に戻る

あし

肩幅くらい
に開きひざ
が約90度
になるまで
曲げていく

かかと

床から浮かないように

猫背をしゃん!と ③

Roll In and Out

運動のめやす	前後で1回	8回 3セット

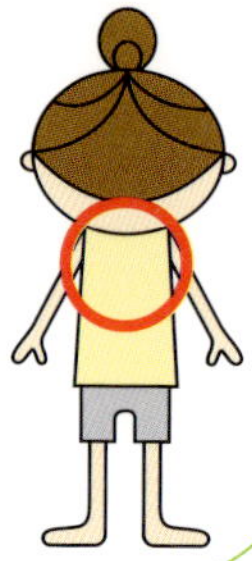

1 背すじを伸ばしてひざは90度に

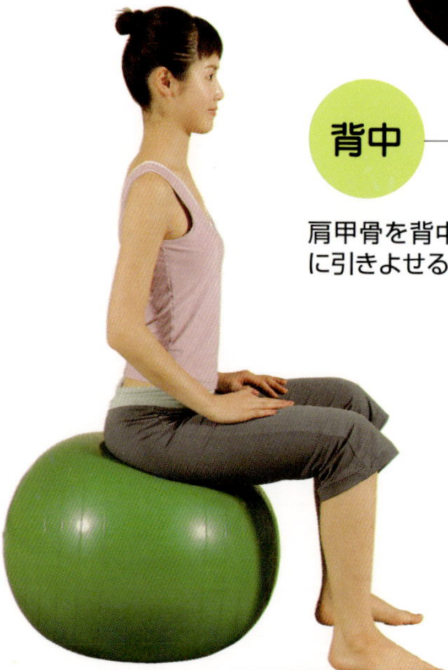

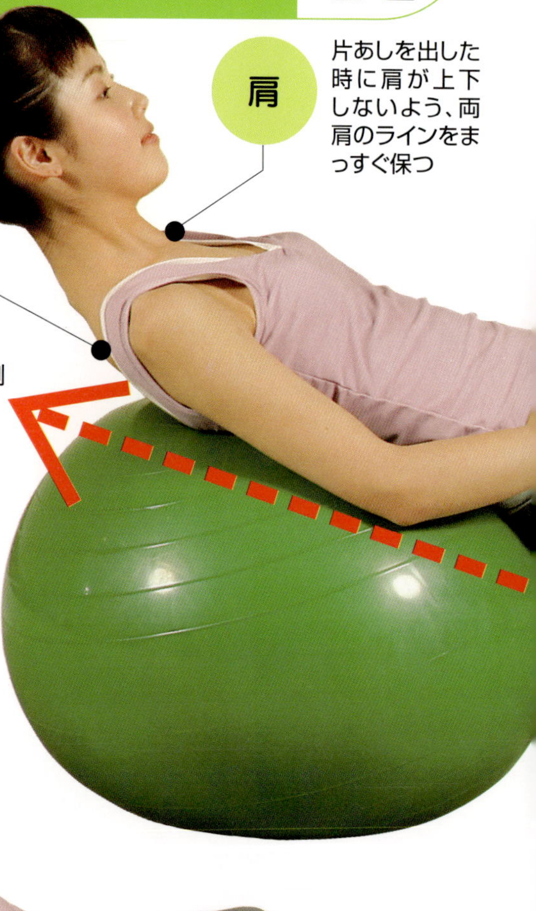

肩：片あしを出した時に肩が上下しないよう、両肩のラインをまっすぐ保つ

背中：肩甲骨を背中側に引きよせる

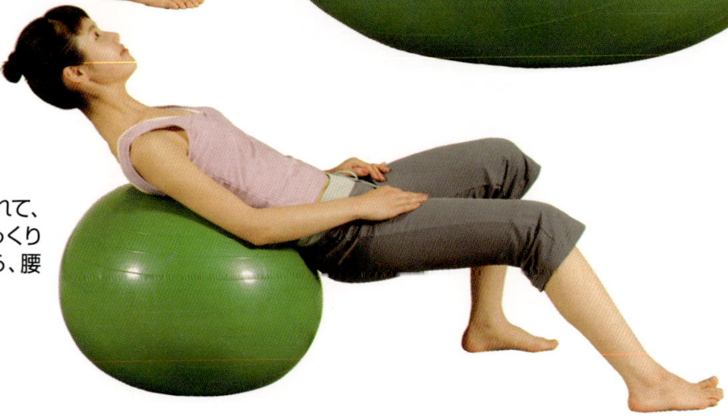

2 おなかに力を入れて、片あしずつゆっくり前に出しながら、腰を下げていく

肩甲骨を引きよせて胸を張る

肩甲骨を背中側に引きよせる意識で、胸を張って行います。ボールに座り、あお向けの状態になるまで、あしを1歩ずつ前へ出します。ボールが肩甲骨のあたりにきたら、約2秒静止しリラックス。それから元の姿勢にゆっくりと戻ります。

両手 両手はつねに太ももの上

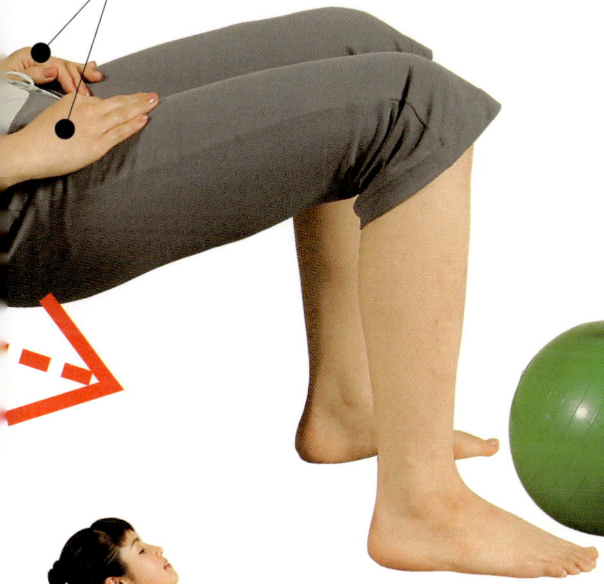

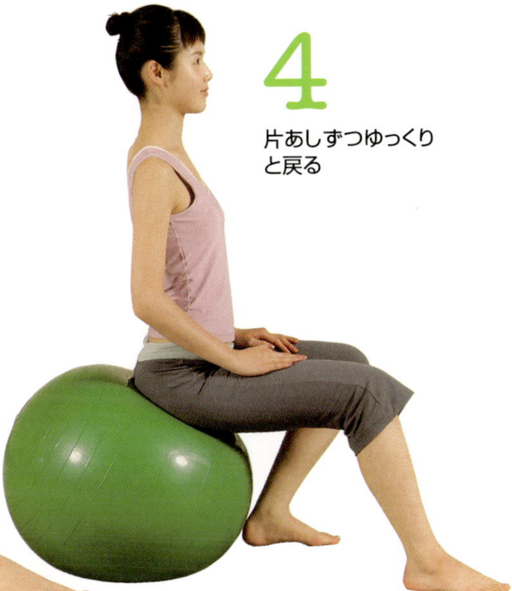

4

片あしずつゆっくりと戻る

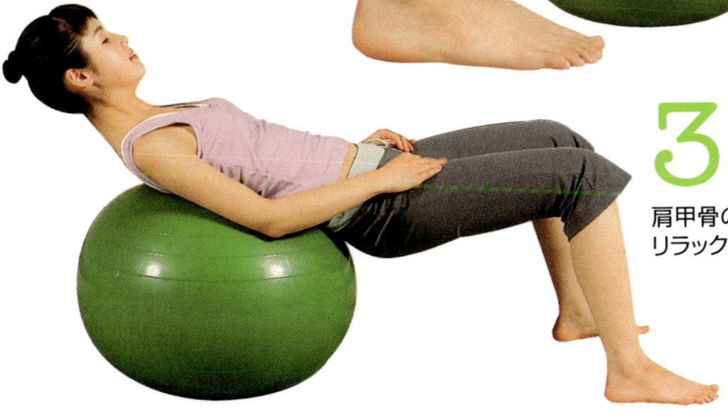

3

肩甲骨の下にボールがきたら、リラックスして約2秒静止

MORNING EXERCISE

5分でできる!

朝のクイックエクササイズ

1

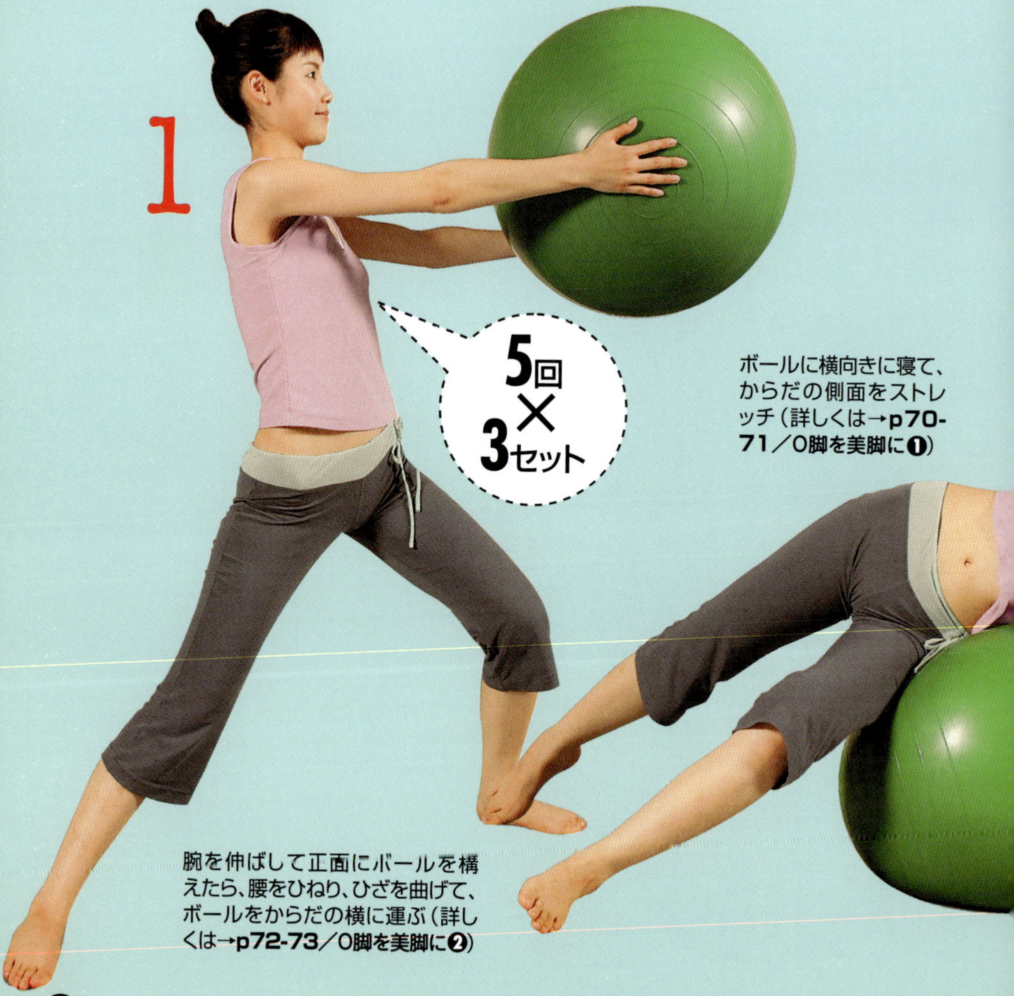

5回×3セット

腕を伸ばして正面にボールを構えたら、腰をひねり、ひざを曲げて、ボールをからだの横に運ぶ（詳しくは→**p72-73**／O脚を美脚に❷）

ボールに横向きに寝て、からだの側面をストレッチ（詳しくは→**p70-71**／O脚を美脚に❶）

起きぬけでからだが重い…。そんな朝は、全身を動かすエクササイズでリフレッシュ！眠っているからだを起こしましょう。下の回数をめやすに、エクササイズを行います。5分でからだがシャキッ！とします。

START → O脚を美脚に❷ → O脚を美脚に❶ → 猫背をしゃん！と❷

3

頭の上でボールを持ち、かかとを床につけたまま、ひざを約90度に曲げていく（詳しくは→p84-85／猫背をしゃん！と❷）

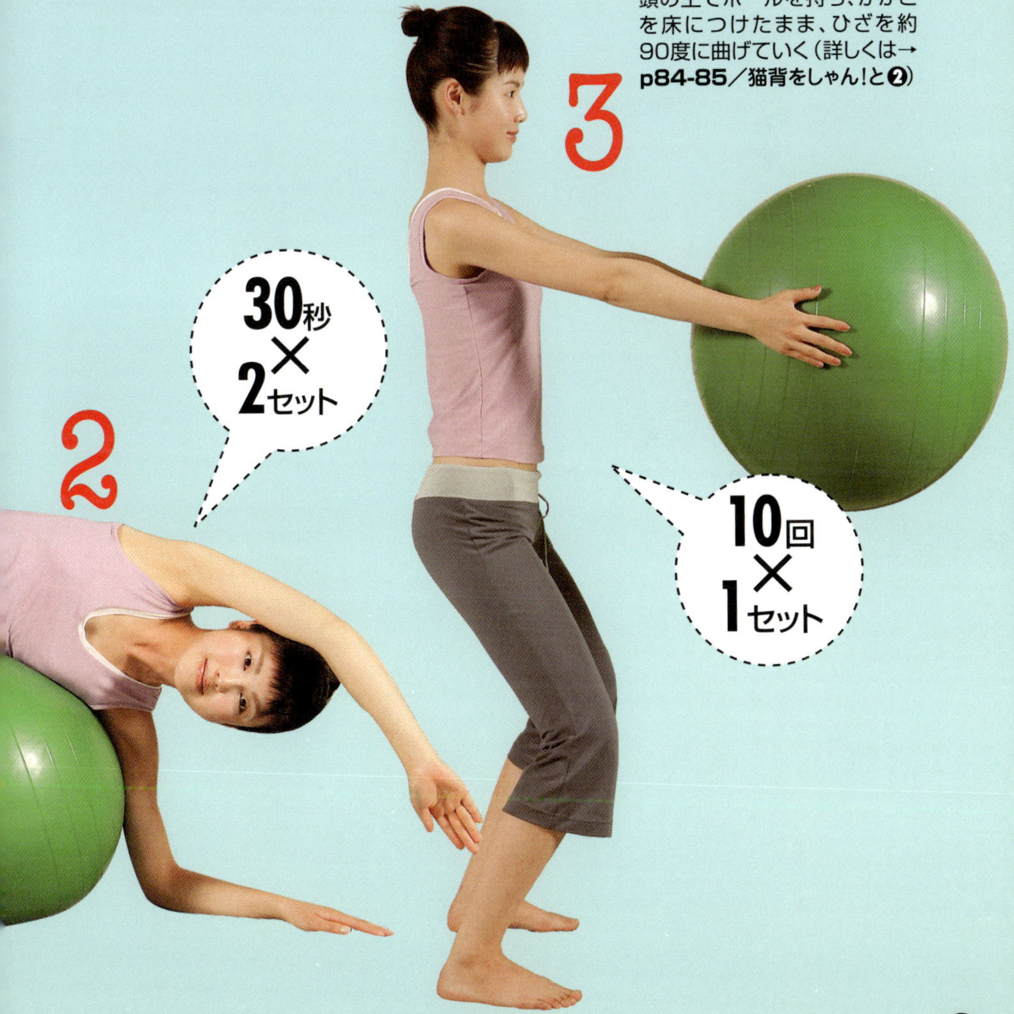

AFTERNOON EXERCISE

15分でリフレッシュ!

午後のリセットエクササイズ

1

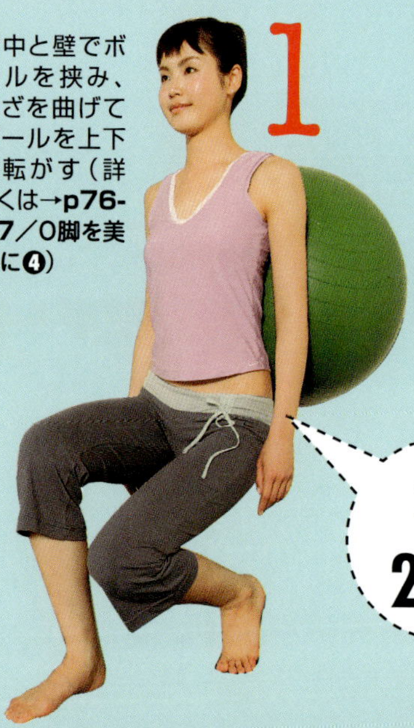

背中と壁でボールを挟み、ひざを曲げてボールを上下に転がす（詳しくは→p76-77／O脚を美脚に❹）

5回×2セット

2

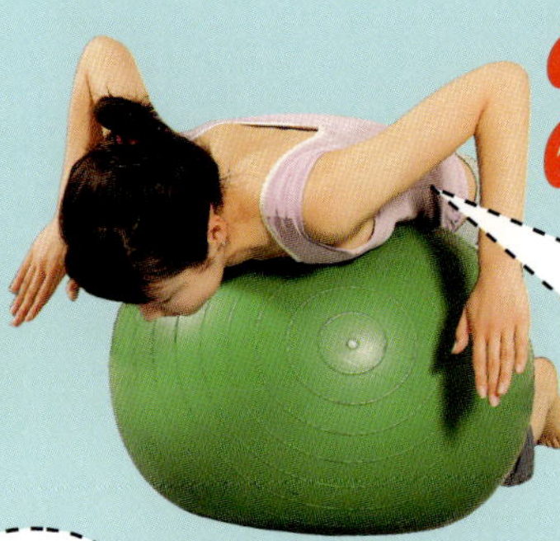

左右の肩甲骨を引きよせながら、ひじを上へ（詳しくはp82-83／猫背をしゃん!と❶）

10回×2セット

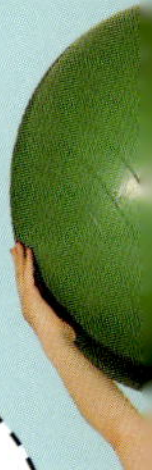

6

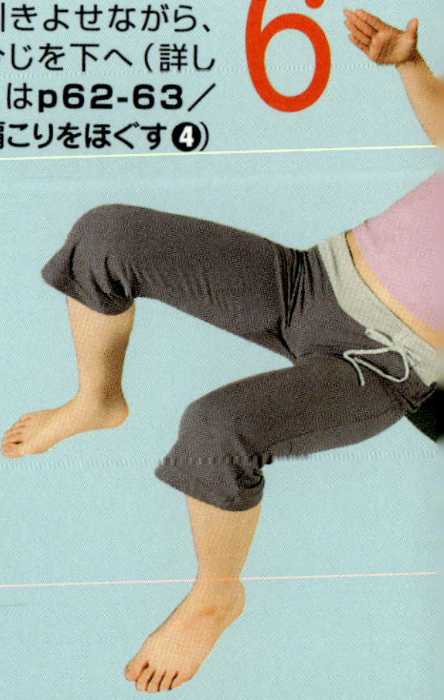

左右の肩甲骨を引きよせながら、ひじを下へ（詳しくはp62-63／肩こりをほぐす❹）

7

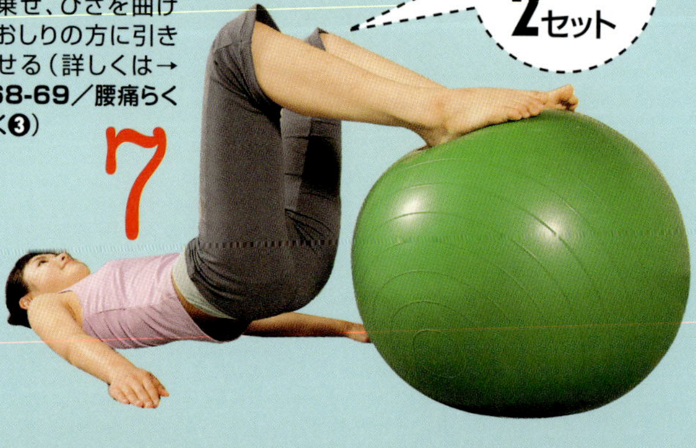

ボールにふくらはぎを乗せ、ひざを曲げておしりの方に引きよせる（詳しくは→p68-69／腰痛らくらく❸）

8回×2セット

立ちっぱなしや座りっぱなしで疲れたからだをリセットする、疲労回復エクササイズです。下の回数をめやすに、エクササイズを行います。15分で手軽に気分転換できます。

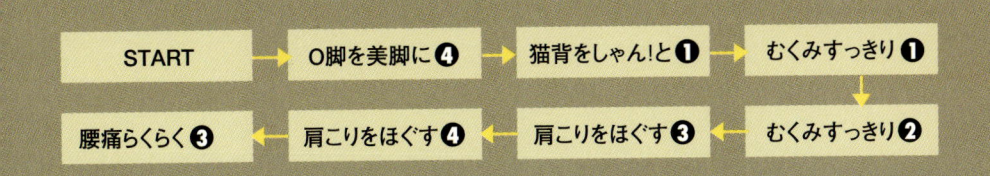

START → O脚を美脚に❹ → 猫背をしゃん!と❶ → むくみすっきり❶ → むくみすっきり❷ → 肩こりをほぐす❸ → 肩こりをほぐす❹ → 腰痛らくらく❸

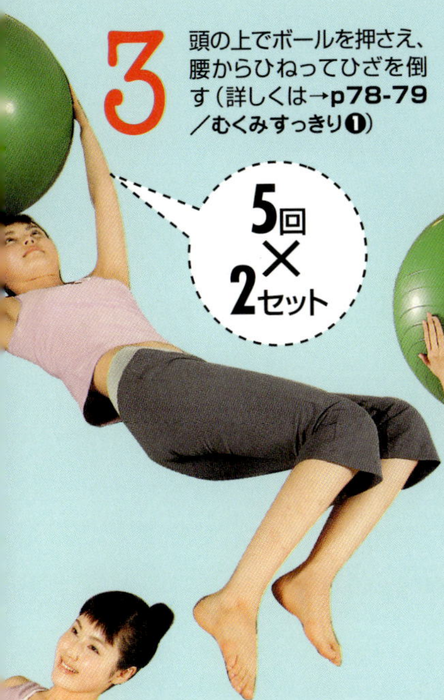

3

頭の上でボールを押さえ、腰からひねってひざを倒す（詳しくは→**p78-79／むくみすっきり❶**）

5回×2セット

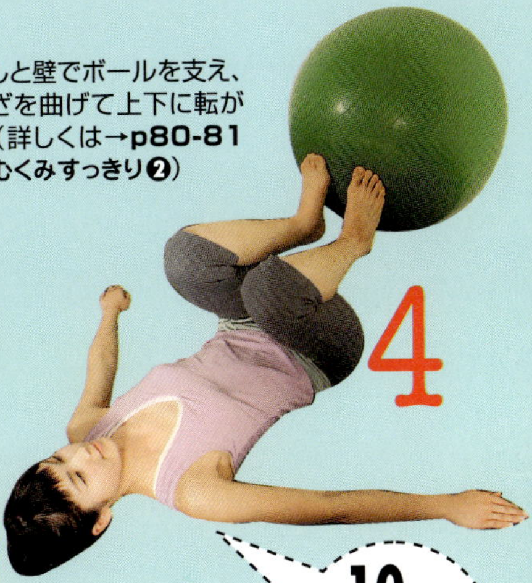

4

あしと壁でボールを支え、ひざを曲げて上下に転がす（詳しくは→**p80-81／むくみすっきり❷**）

10回×2セット

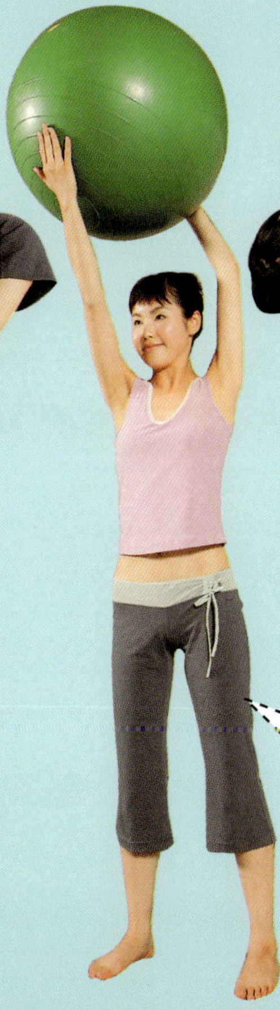

5

頭の上でボールを持ち、肩を動かしながらボールを回転させたり、左右に倒す（詳しくは→**p60-61／肩こりをほぐす❸**）

5回×2セット

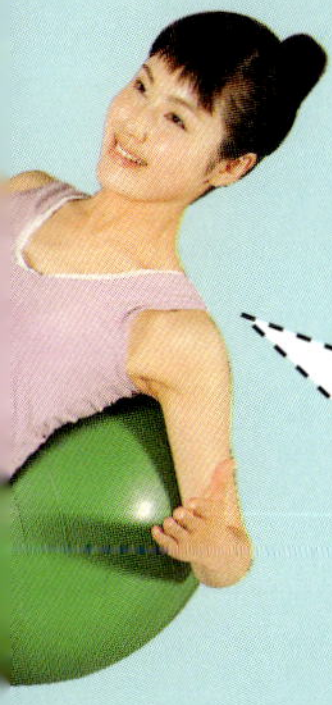

10回×2セット

NIGHT EXERCISE

25分でリラックス!

就寝前のエクササイズ

1

ボールに座り、あしを1歩ずつ前へ出して、あお向けの姿勢になったら元の姿勢に戻る（詳しくは→**p86−87**／**猫背をしゃん！と❸**）

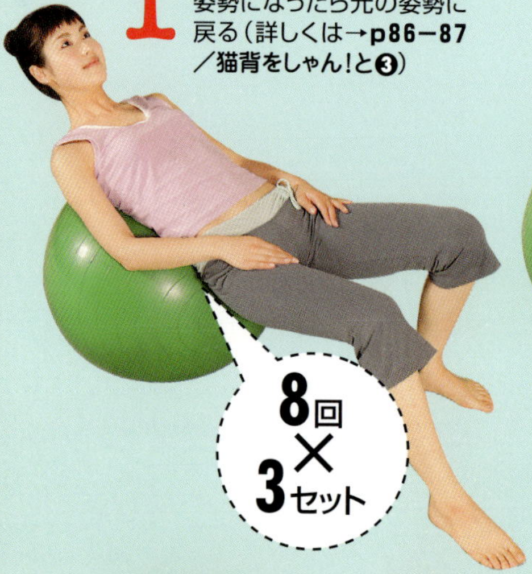

8回×3セット

2

片あしを伸ばしてボールの上に乗せ、ひざを曲げてボールをからだに引きよせる（詳しくは→**p74−75**／**O脚を美脚に❸**）

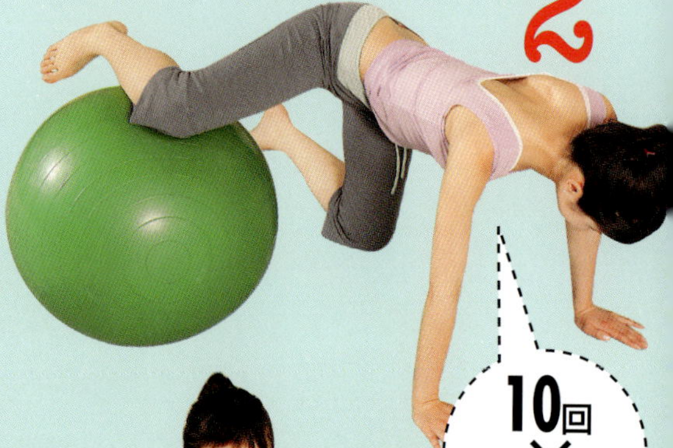

10回×3セット

6

ボールに座り、片あしずつひざを伸ばす（詳しくは→**p64−65**／**腰痛らくらく❶**）

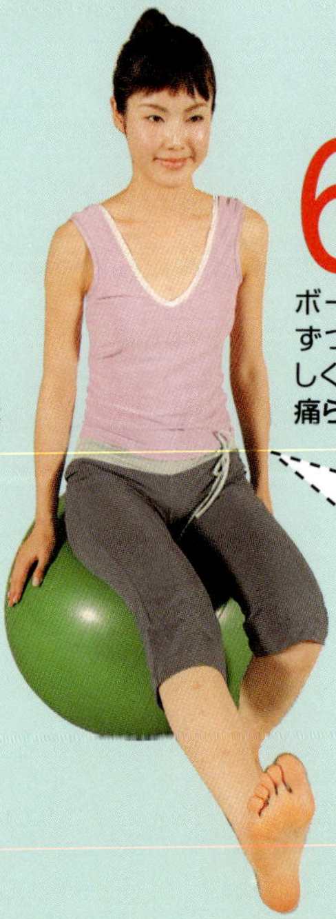

5回×3セット

7

ボールを両ひざで挟み、からだをななめに起こしてボールをタッチ（詳しくは→**p66−67**／**腰痛らくらく❷**）

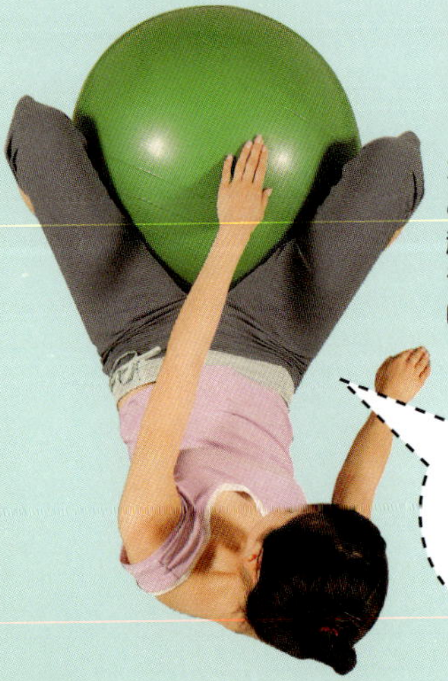

5回×3セット

忙しい一日が終わったら、少し時間をかけて、ていねいにからだをほぐしてあげましょう。下の回数をめやすにエクササイズを順に行い、筋肉をゆっくりと刺激します。リラックス効果も。

START → 猫背をしゃん!と❸ → O脚を美脚に❸ → O脚を美脚に❶ → むくみすっきり❷ → 肩こりをほぐす❶ → 腰痛らくらく❶ → 腰痛らくらく❷

3

横向きに寝て、上の手を伸ばしてからだの側面をストレッチ（詳しくは→**p70-71**／**O脚を美脚に❶**）

30秒×3セット

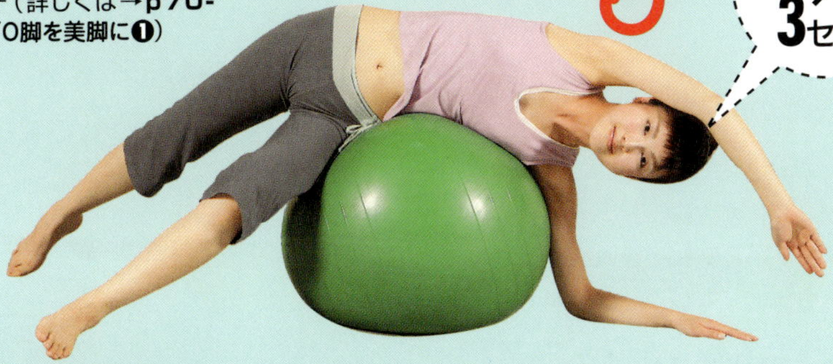

4

あしと壁の間でボールを支え、ひざを曲げてボールを上下に転がす（詳しくは→**p80−81**／**むくみすっきり❷**）

10回×2セット

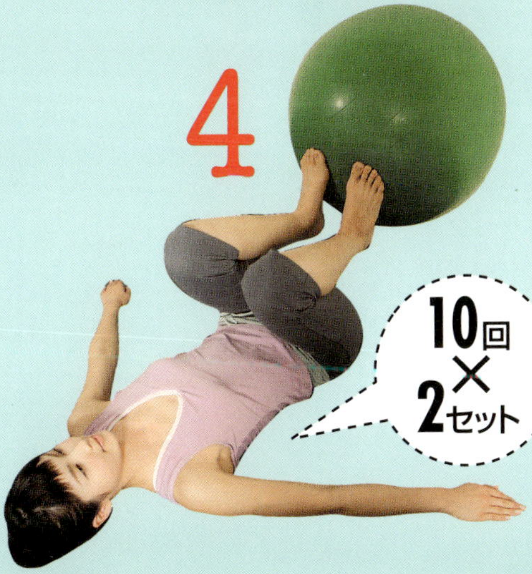

5

あお向けになり、腕を伸ばしてボールを支え、肩を使ってボールを上げ下げ（詳しくは→**p56−57**／**肩こりをほぐす❶**）

10回×3セット

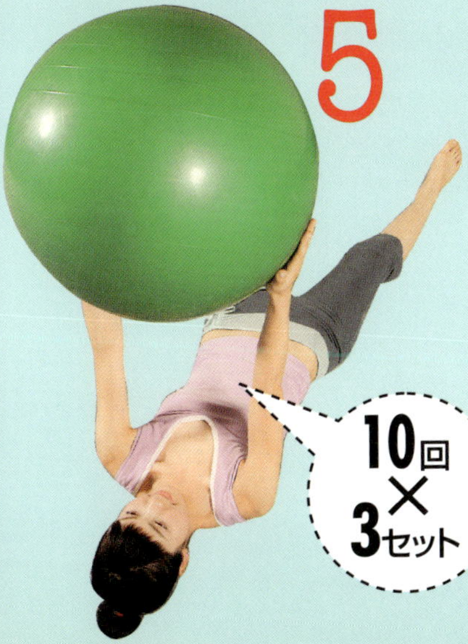

COLUMN 2

バランスディスクで筋力補強

立った姿勢でバランスアップ

Balance

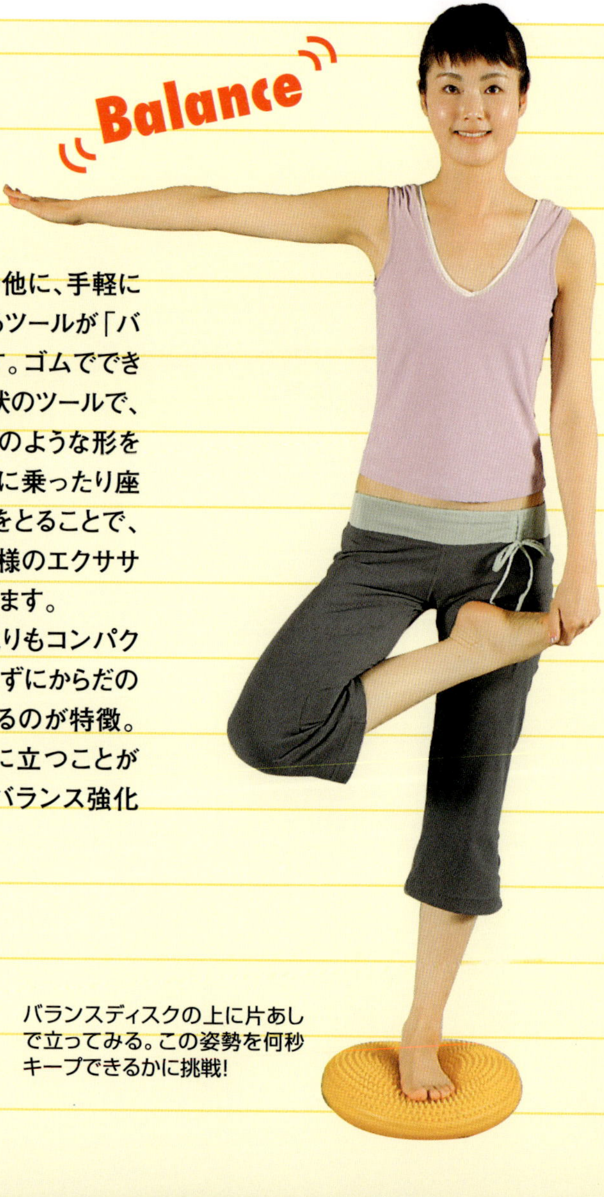

バランスディスクの上に片あしで立ってみる。この姿勢を何秒キープできるかに挑戦!

　バランスボールの他に、手軽にバランスを整えられるツールが「バランスディスク」です。ゴムでできた不安定なディスク状のツールで、平べったく、座布団のような形をしています。この上に乗ったり座ったりしてバランスをとることで、バランスボールと同様のエクササイズ効果が期待できます。

　バランスボールよりもコンパクトなので、場所をとらずにからだのバランスを整えられるのが特徴。また、ディスクの上に立つことができるので、あしのバランス強化には最適です。

PART 3

きれいに鍛えて メリハリボディ

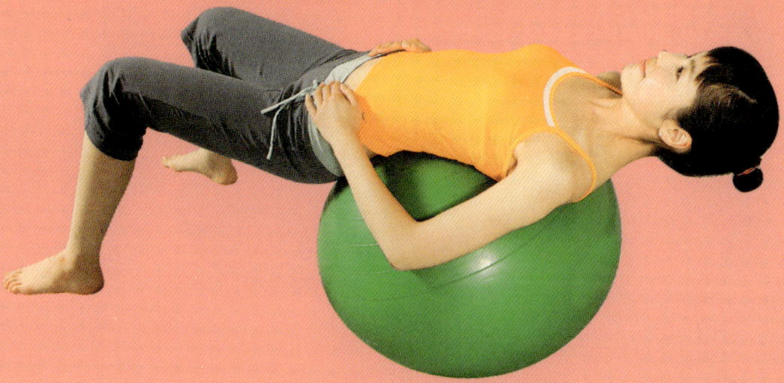

ウォーミングアップ
バストアップ
ヒップアップ
おなかを鍛える
背中を引き締める

鍛えるパーツを意識してエクササイズ

ポイントとなる筋肉を引き締めて、より洗練されたボディを目指します

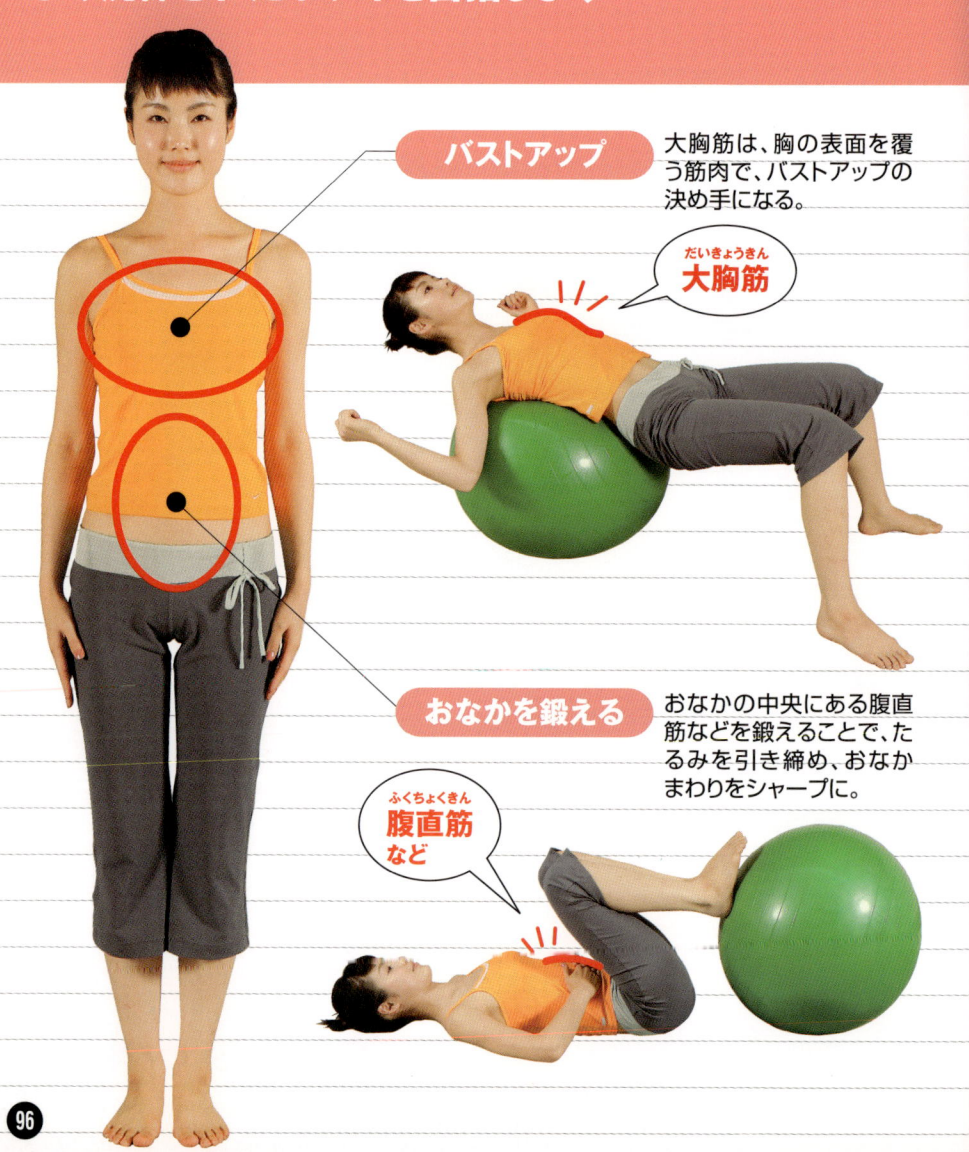

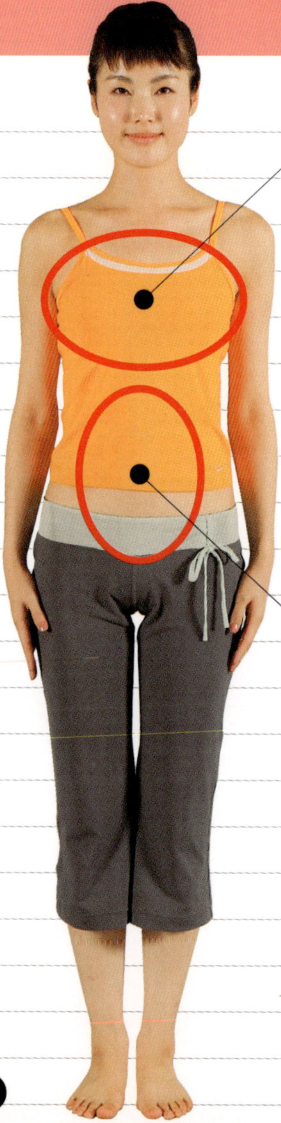

バストアップ

大胸筋は、胸の表面を覆う筋肉で、バストアップの決め手になる。

おなかを鍛える

おなかの中央にある腹直筋などを鍛えることで、たるみを引き締め、おなかまわりをシャープに。

バランスボールを使って美しいボディラインに

美しいボディを手に入れるには、筋肉を適度に鍛えることが必要。ボディラインにメリハリをつけるために。また、手に入れたラインを維持するためにも、エクササイズが不可欠です。

バストアップに欠かせない腕立て伏せや、引き締まったおなかをつくる腹筋も、バランスボールを使えば手軽にエクササイズが可能になります。ただこなすだけでは効果はないので、エクササイズを行うときは、鍛えたいパーツ（筋肉）にしっかりと負荷がかかっているかを確認。

また、エクササイズ中はつねに呼吸をとめないように注意しましょう。

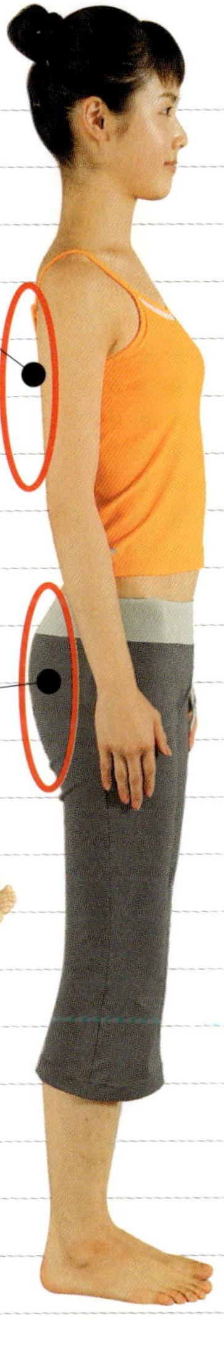

背中を引き締める

背骨にそってついている、まっすぐな姿勢を保つのに不可欠な筋肉が脊柱起立筋。すっきりとした後ろ姿をつくるには欠かせない。

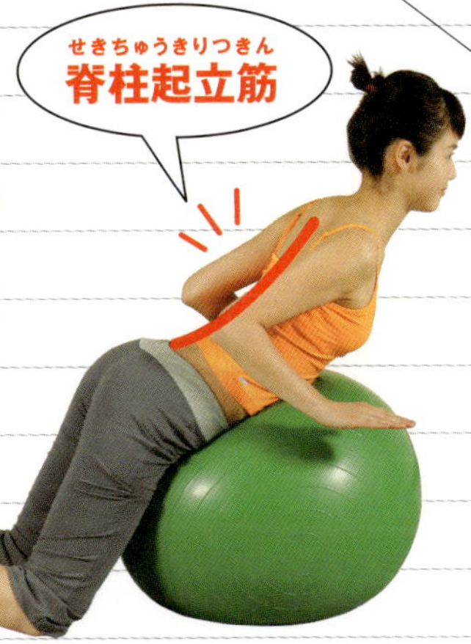

ヒップアップ

おしりの形をつくるのが大臀筋と呼ばれる筋肉。この部分が弱くなるとおしりが垂れ下がってしまう。ヒップアップには大臀筋の引き締めを。

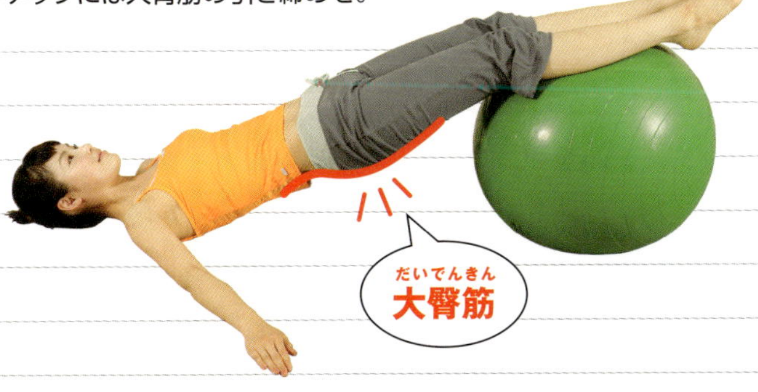

ウォーミングアップ ①

Pelvic Tilt

運動のめやす	前後で1回	5回2〜3セット

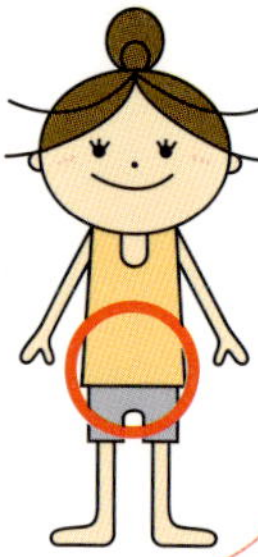

基本の姿勢

▶P55参照

あしを肩幅くらいに開き、ひざの角度は90度をめやすに曲げる。あごを引いて、頭のてっぺんが天井に向かって引き上げられるようなイメージで

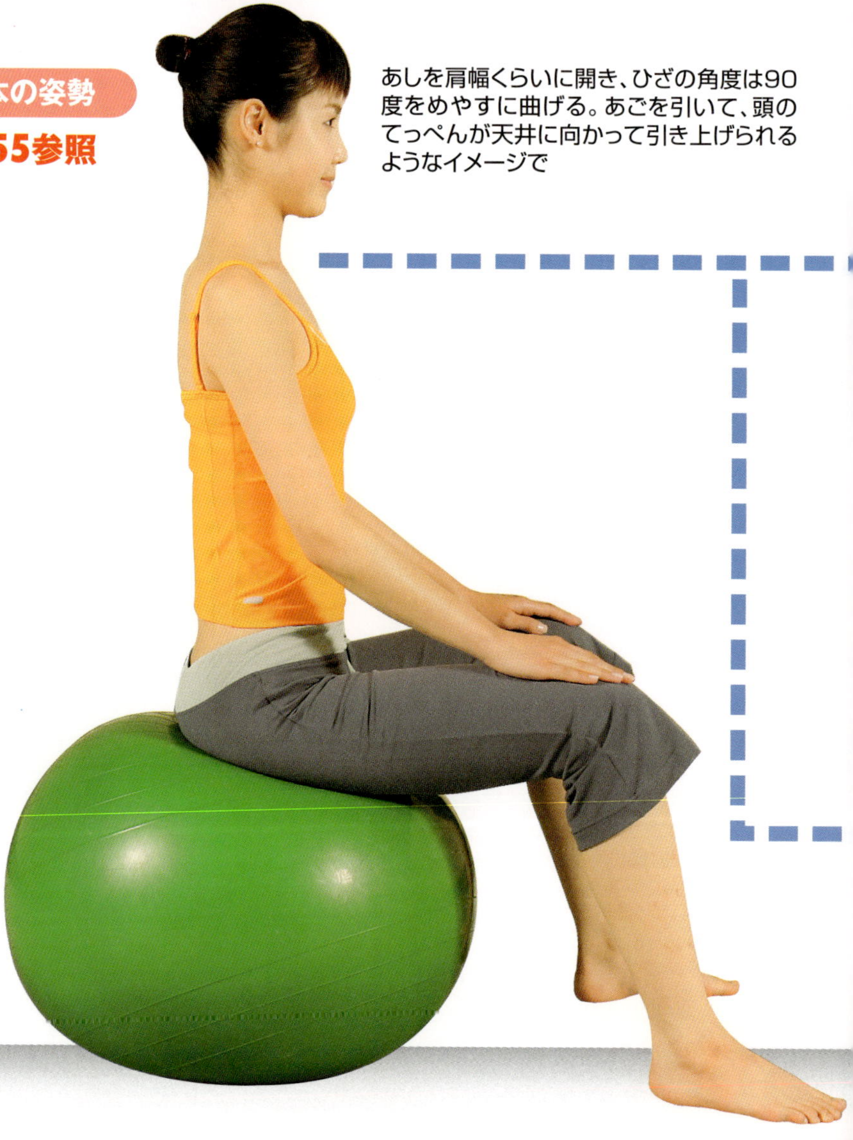

基本の姿勢から骨盤を前後に動かす

基本の姿勢から、骨盤を前後にゆっくりと動かすウォーミングアップを行いましょう。まず、背すじをまっすぐに伸ばして、そのままの姿勢で腹筋に力を入れ、おへそから下を動かすイメージで腰を前へ。次に、腹筋を伸ばし腰に力を入れて、骨盤をゆっくり後ろに傾けていきます。

骨盤を前へ動かす

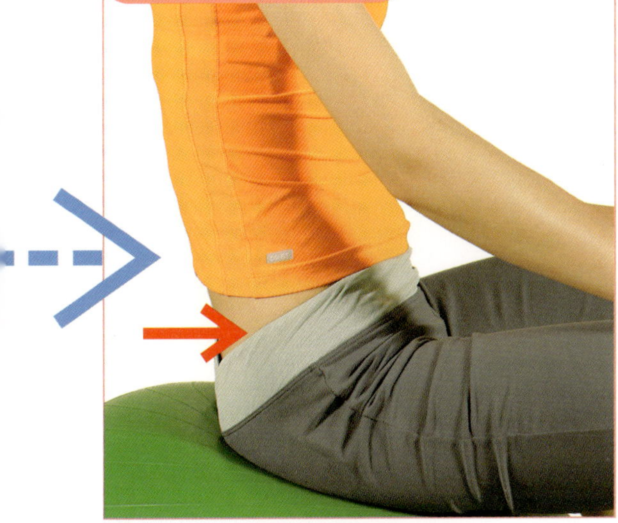

上半身が動かないように腹筋に力を入れて、骨盤を前へ動かす。おなかの力を抜かずに約2秒間とめておく

骨盤を後ろへ動かす

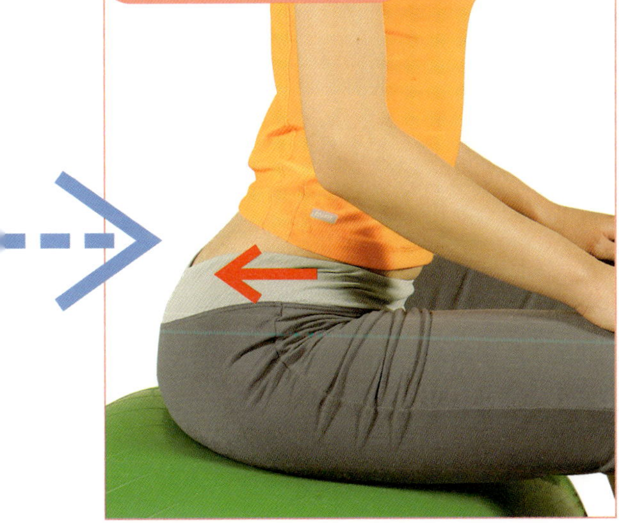

腹筋を伸ばし腰に力を入れて、骨盤をゆっくりと後方へ傾ける。そのままの姿勢を約2秒間キープする

ウォーミングアップ ②

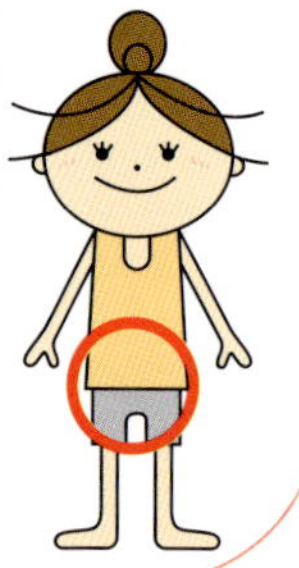

Lateral Weight Shift and Pelvic Circles

運動のめやす	左右で1回	5回 2〜3セット

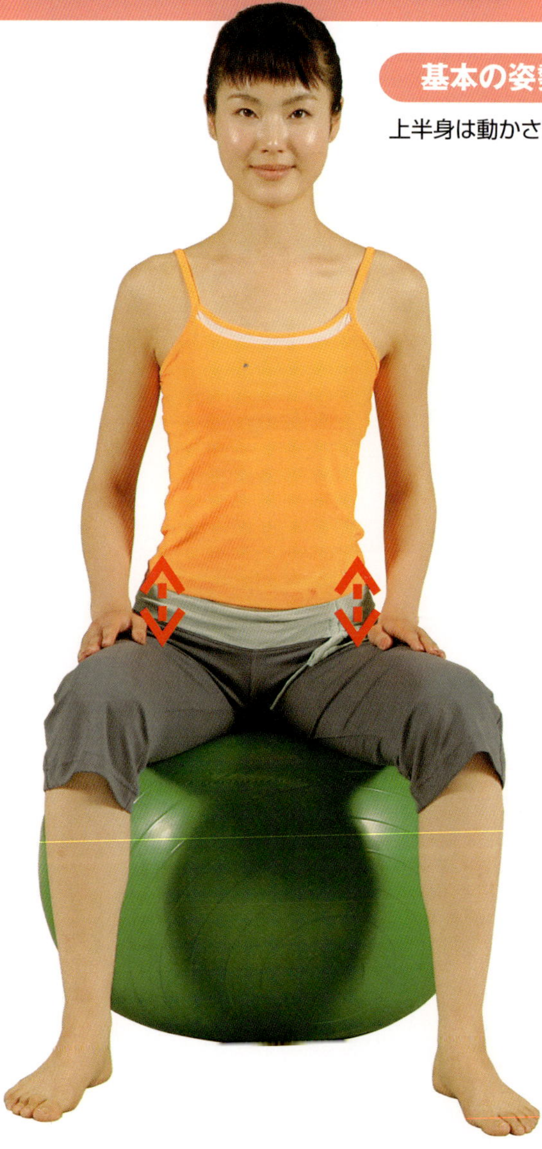

基本の姿勢 ▶P55参照

上半身は動かさずおへそから下だけを動かす

骨盤の右側を上へ

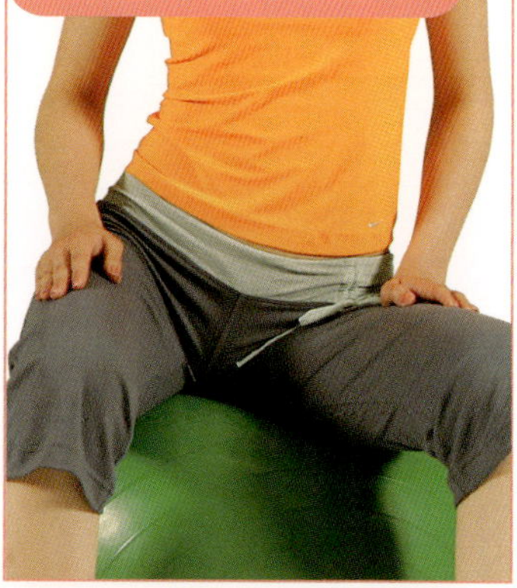

骨盤の左側を上へ

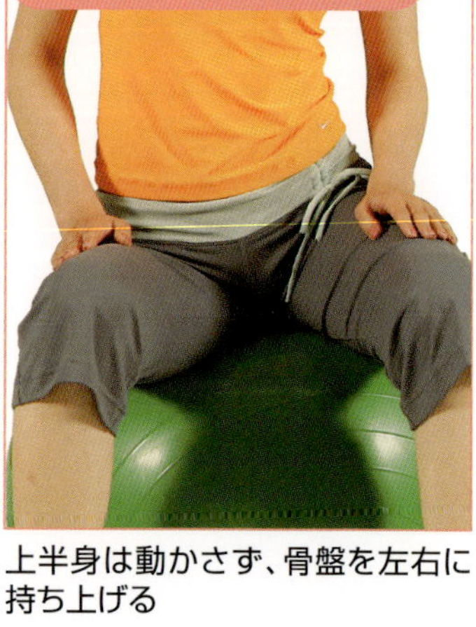

上半身は動かさず、骨盤を左右に持ち上げる

骨盤を左右へ、自由に動かす

基本の姿勢から、骨盤を左右にゆっくりと動かしてみましょう。頭からおへそのラインができるだけ傾かないようにして、骨盤を左右に持ち上げます。骨盤を持ち上げたとき、ウエストから両わきにかけて力がかかるので、その感覚を意識することが大切です。

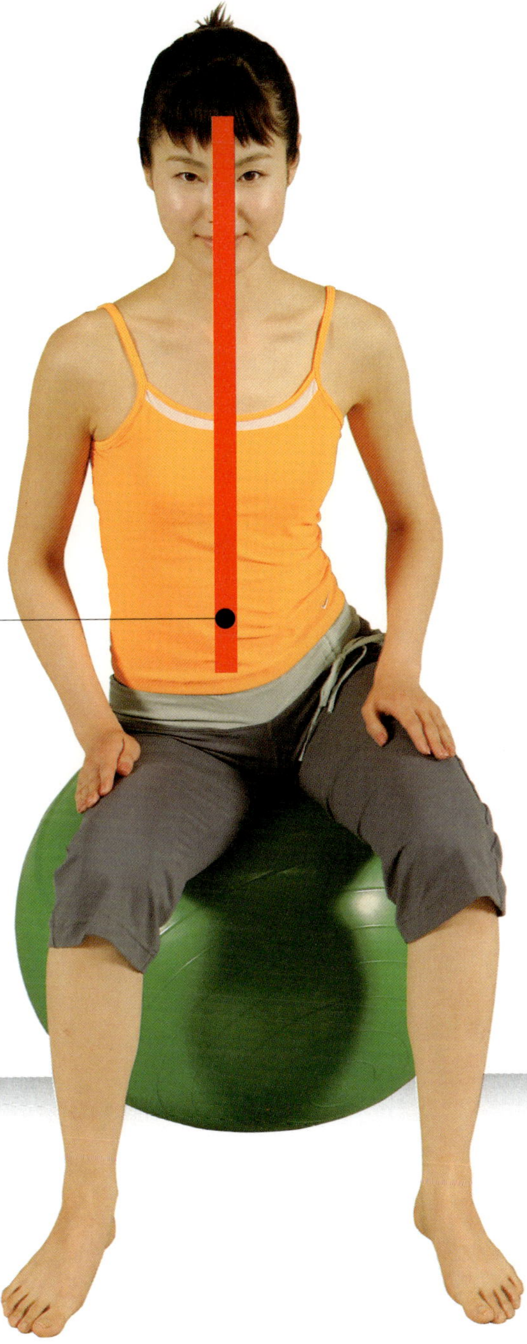

からだ

頭からおへそにかけてのラインをまっすぐにキープして、腹筋を引き締めて背筋を伸ばす

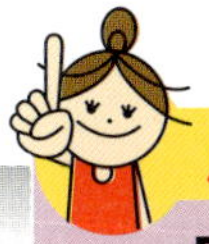

バリエーション

骨盤を回す

左右に骨盤を動かせるようになったら、時計回り・反時計回りに回したり、8の字を書いたり、軽快に動かす

バストアップ ①

Horizontal Shoulder Adduction

運動のめやす	伸び縮みで 1回	10回 2～3セット

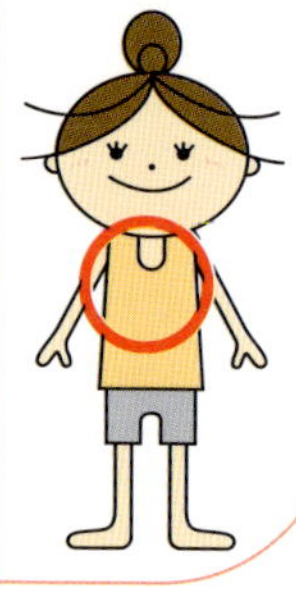

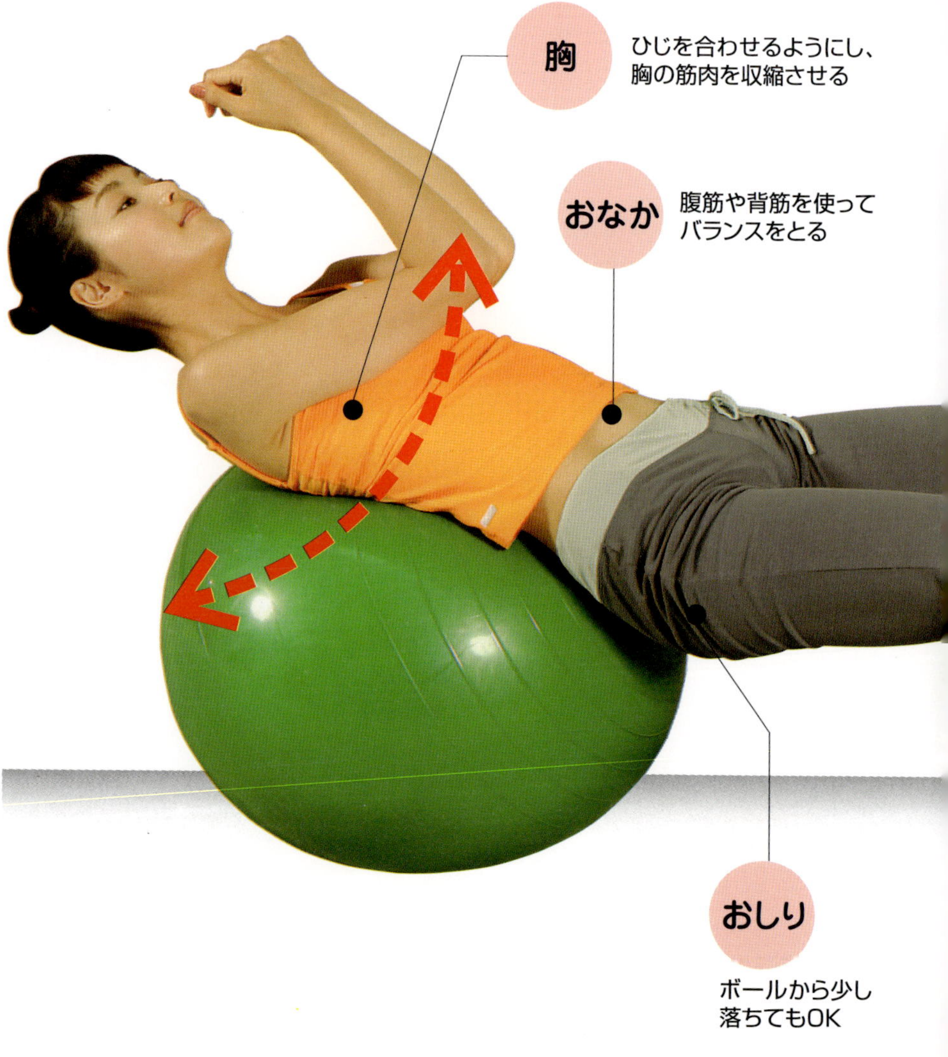

胸
ひじを合わせるようにし、胸の筋肉を収縮させる
おなか
腹筋や背筋を使ってバランスをとる
おしり
ボールから少し落ちてもOK

あお向けになって、胸の筋肉をストレッチ

ボールの上であお向けになって、写真のように背中から腰までボールにぴったりとつけるようにします。そのとき、おしりはボールから少し落ちても構いません。そして胸を張り（ストレッチ）、両ひじをからだの横で約90度に曲げます。その両ひじを、からだの正面で合わせるようにすると、胸の筋肉を収縮させることができます。

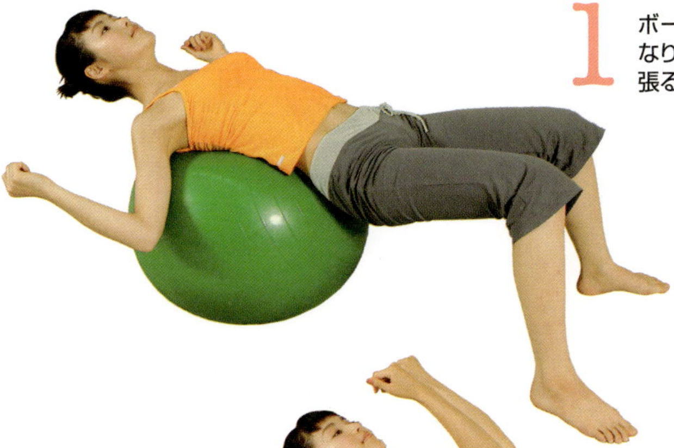

1 ボールの上にあお向けになり、両ひじを曲げて胸を張る

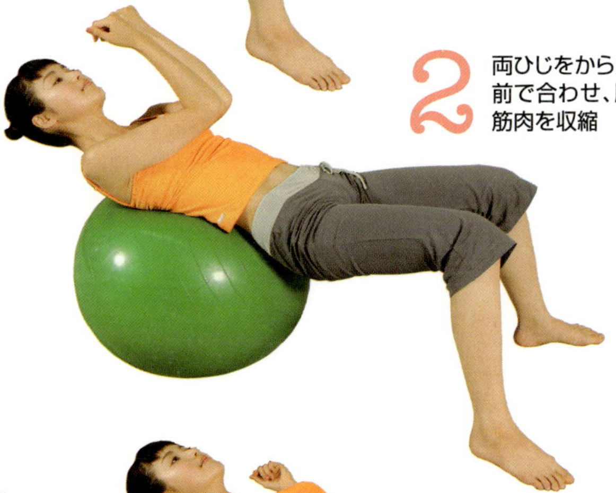

2 両ひじをからだの前で合わせ、胸の筋肉を収縮

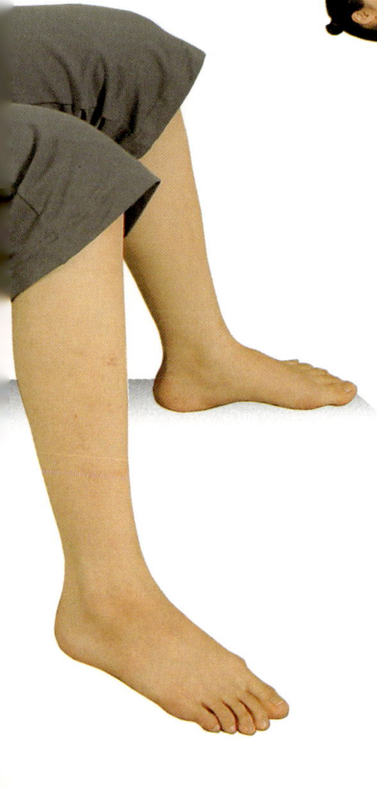

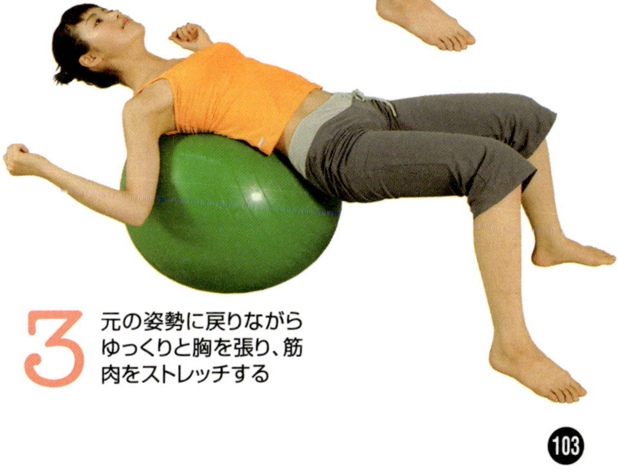

3 元の姿勢に戻りながらゆっくりと胸を張り、筋肉をストレッチする

バストアップ ②

Forword Ball Roll

運動のめやす	前後で1回	10回 2〜3セット

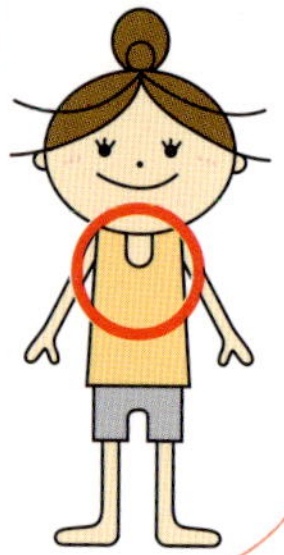

ボールを押しつぶすイメージで前後に転がす

きれいなバストラインをつくるだけでなく、姿勢の矯正にも効果的です。両ひざを床につけ、わきを締め、ひじを曲げて両手をボールの上に乗せます。腕を伸ばしながらボールを前へ転がし、再び元の姿勢に戻ります。戻るときは、ボールをつぶすようなイメージで、胸を意識しましょう。また、つねに背筋と腹筋を使って、背中のラインをまっすぐキープ。

1

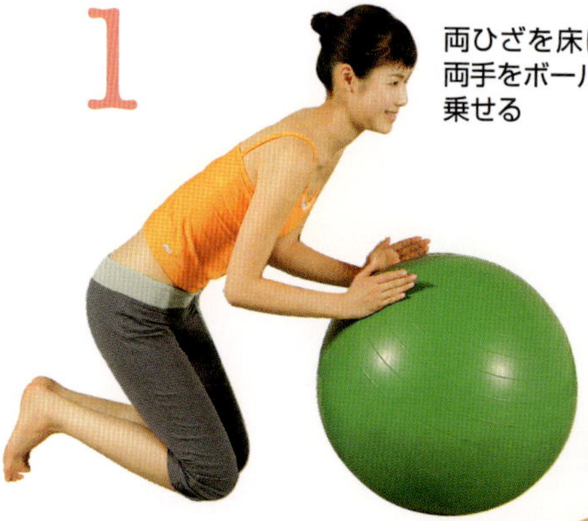

両ひざを床につけ、両手をボールの上に乗せる

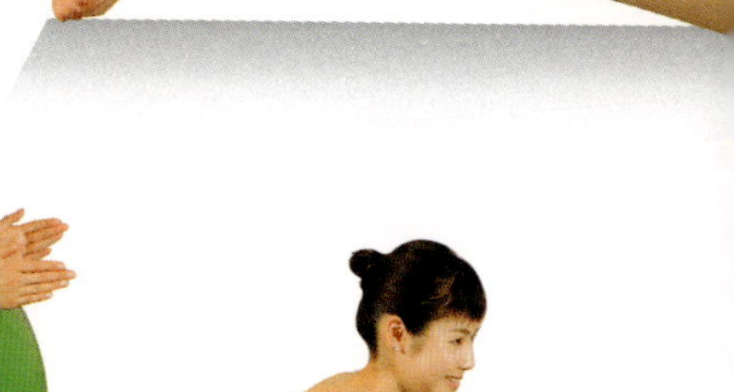

2

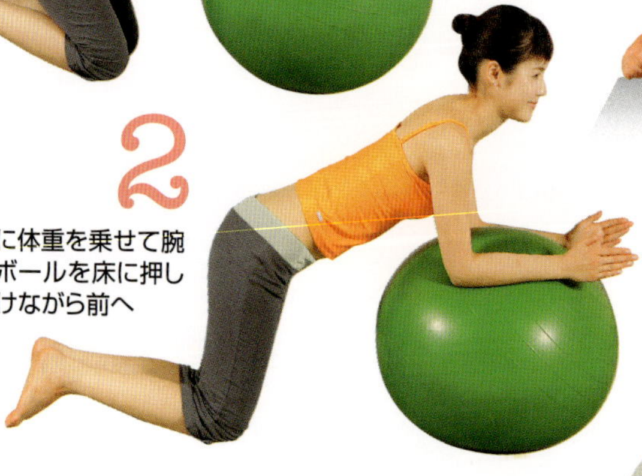

腕に体重を乗せて腕でボールを床に押しつけながら前へ

3

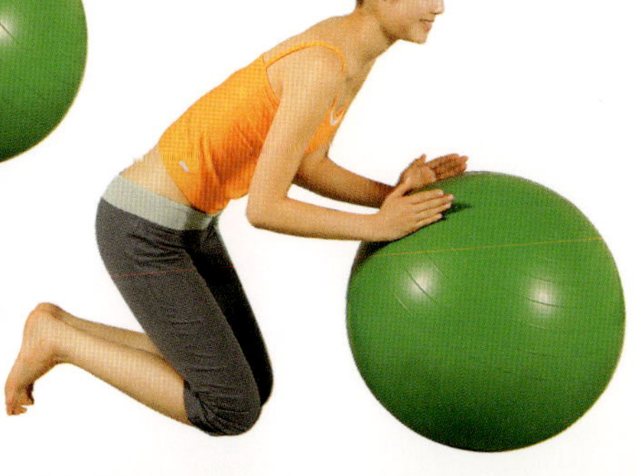

ボールを床に押しつけながら元の位置に戻る

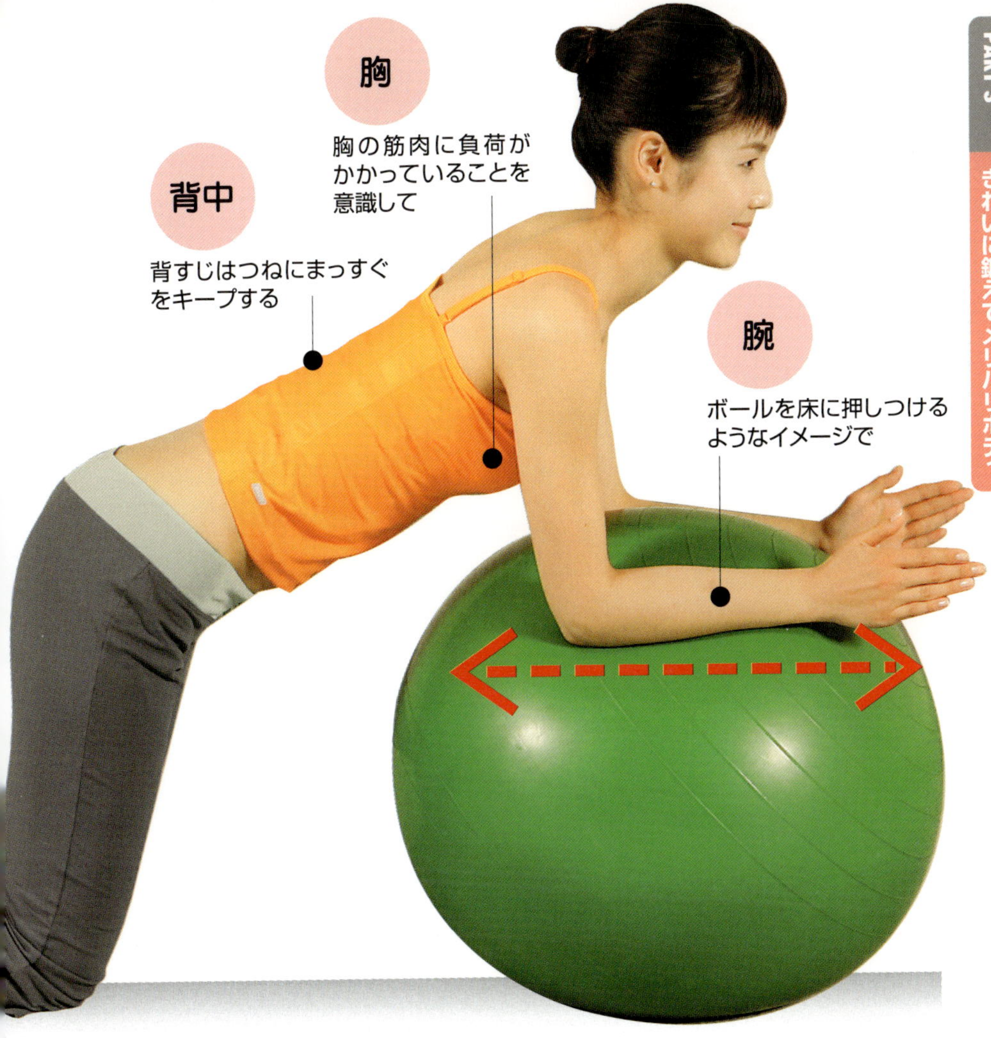
胸
胸の筋肉に負荷がかかっていることを意識して
背中
背すじはつねにまっすぐをキープする
腕
ボールを床に押しつけるようなイメージで

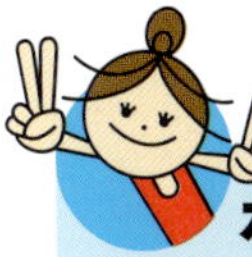

レベルアップ

ボールを転がす範囲を広げてみる

慣れてきたら、ボールを前後に転がす幅を広くとってみましょう。ボールとひざの位置が遠くなるほど、胸の筋肉に負担がかかります。反動をつけないように注意して、ゆっくりとボールを動かしてください。

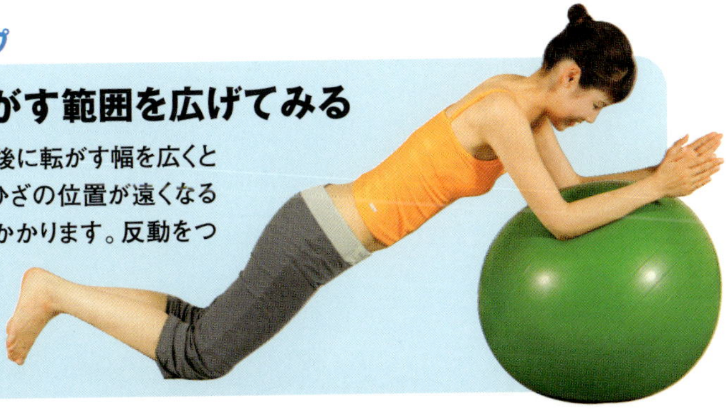

バストアップ ③

Push-up on Ball

運動のめやす	曲げ戻しで 1回	10回 2～3セット

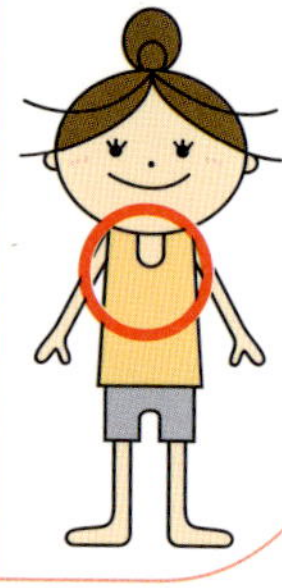

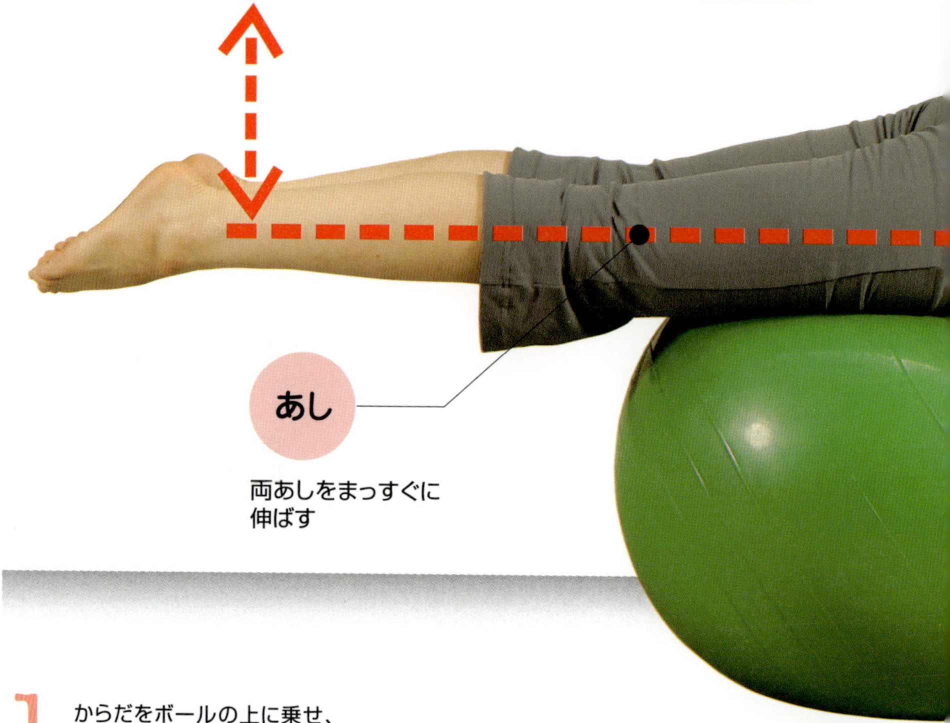

あし
両あしをまっすぐに
伸ばす

1 からだをボールの上に乗せ、
手のひらを床につける

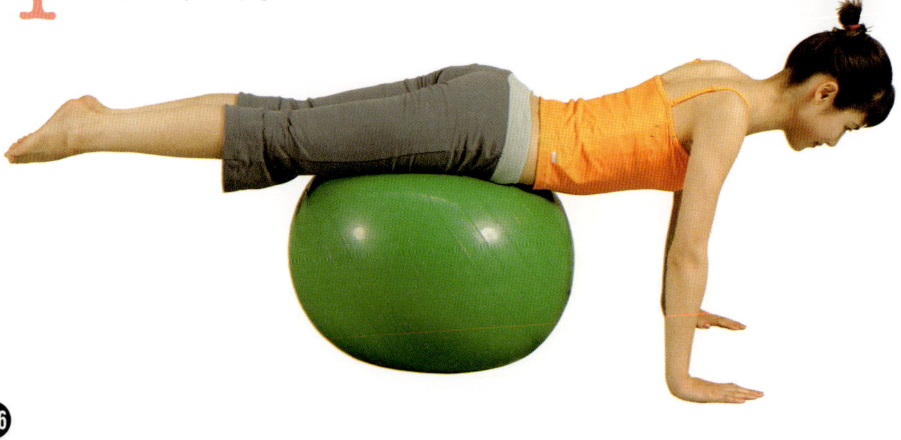

からだをボールの上に乗せて腕立て伏せ

ボールの上にからだを乗せて、あしをまっすぐ伸ばし、腕立て伏せの姿勢をとります。このとき両腕は、肩より前へ出ないように注意しましょう。そして、両腕をゆっくり曲げて、顔をできるだけ床に近づけます。そのままの姿勢を1～2秒キープし、ゆっくり元の姿勢に戻ります。

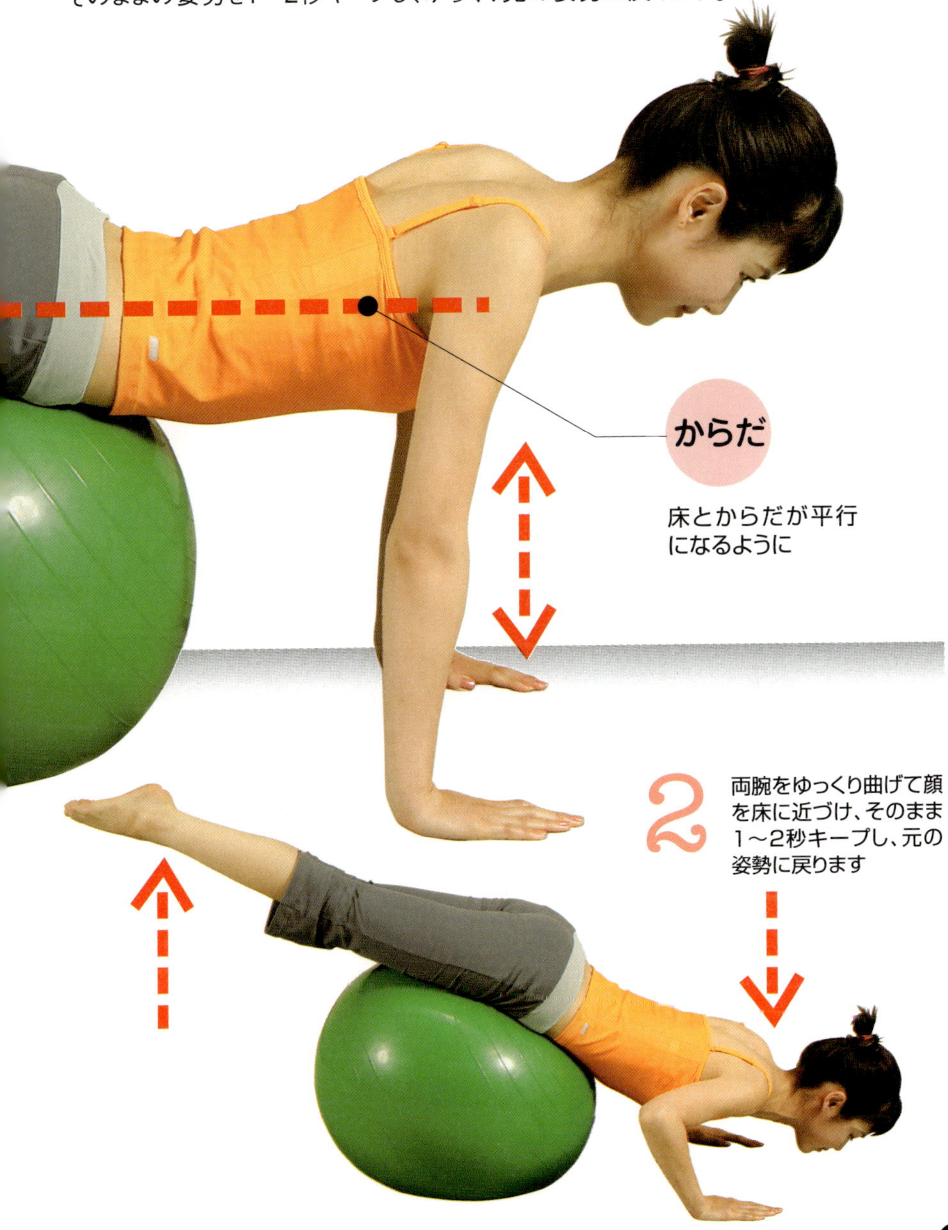
からだ
床とからだが平行
になるように

2 両腕をゆっくり曲げて顔を床に近づけ、そのまま1～2秒キープし、元の姿勢に戻ります

バストアップ ④

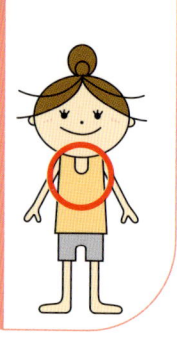

Kneeling Push-up

運動のめやす	曲げ戻しで 1回	10回 2～3セット

1 両ひざをついて、両手をボールの上に乗せる

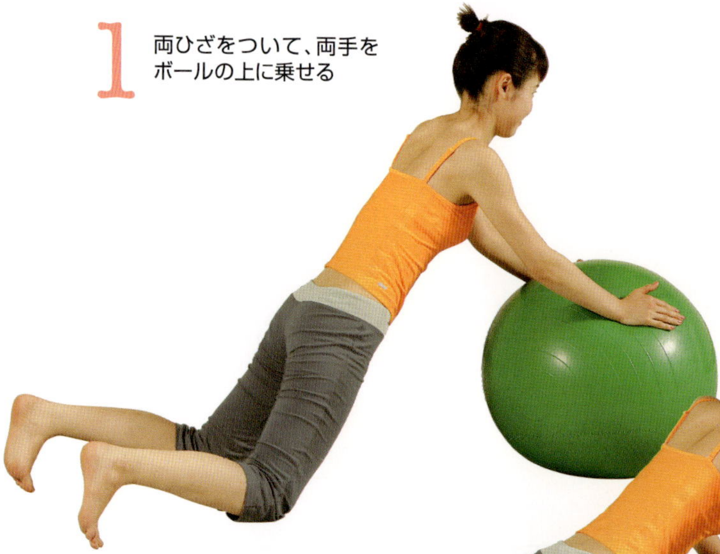

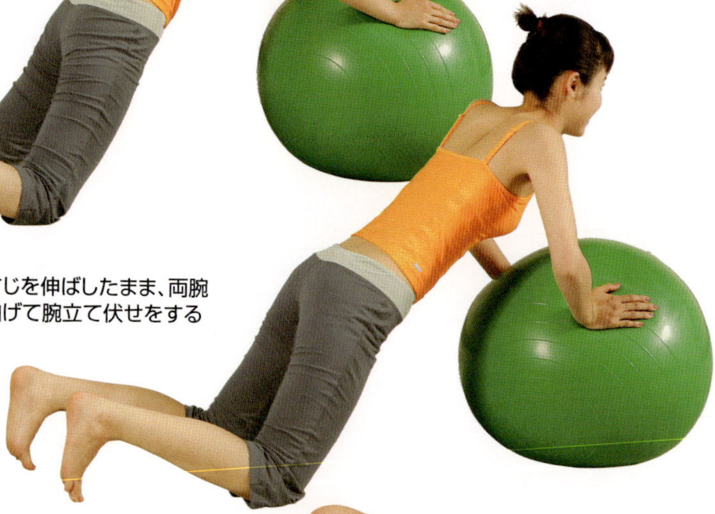

2 背すじを伸ばしたまま、両腕を曲げて腕立て伏せをする

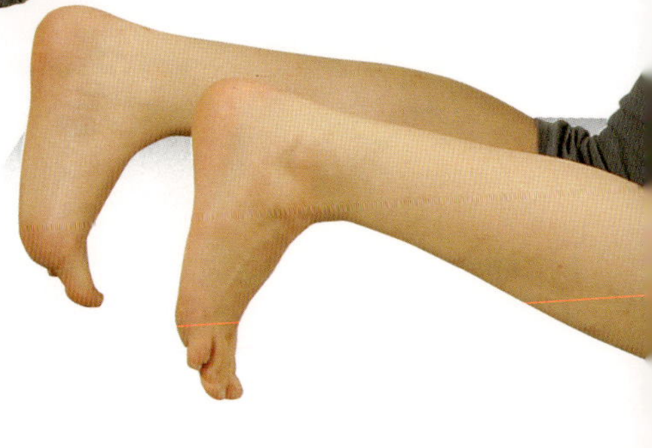

両手でボールを押さえながら、腕立て伏せ

ボールから少し離れた位置に両ひざをつき、両手をボールの上に乗せます。この姿勢から、両腕をゆっくり曲げていき、胸をできるだけボールに近づけます。ボールを安定させるコツは、両手で横から挟むようにボールを押さえることです。

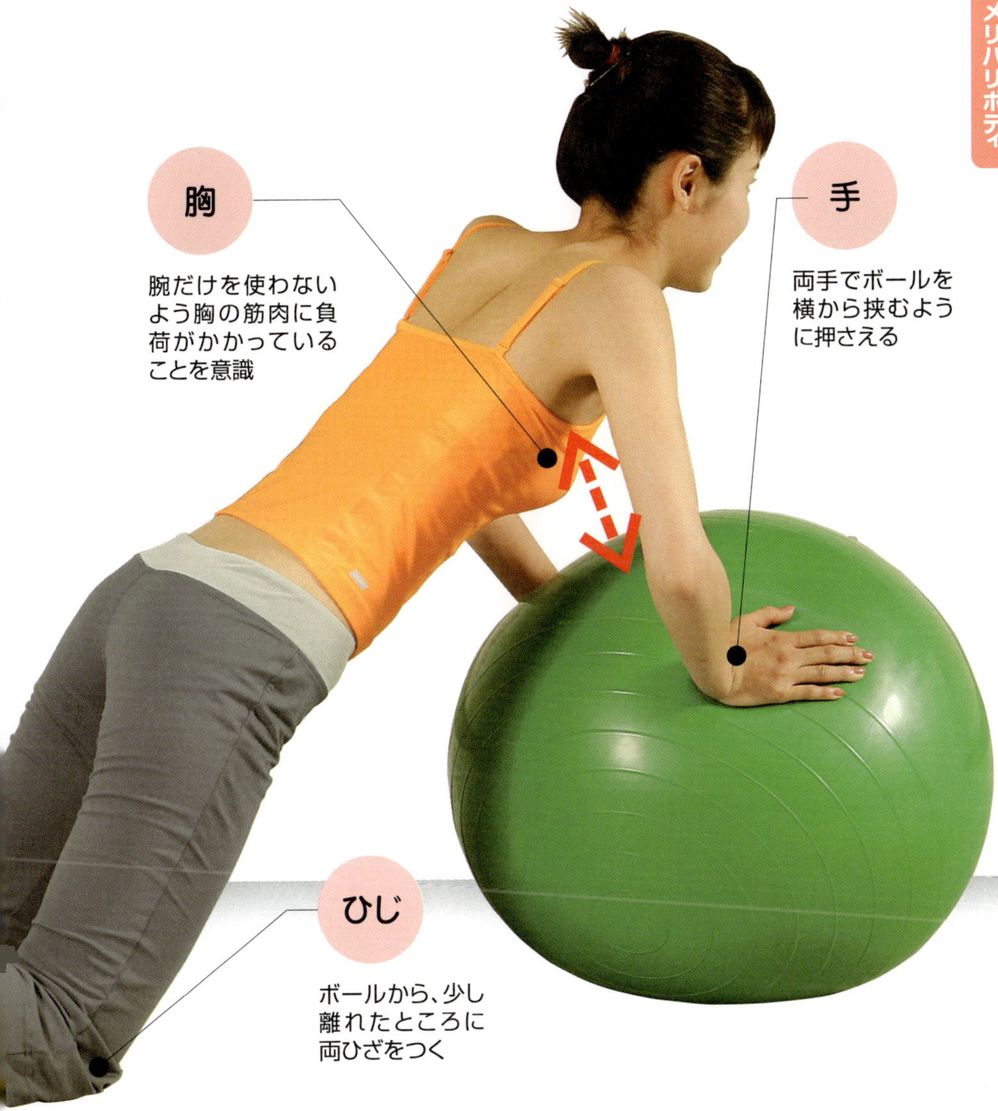
胸
腕だけを使わないよう胸の筋肉に負荷がかかっていることを意識
手
両手でボールを横から挟むように押さえる
ひじ
ボールから、少し離れたところに両ひざをつく

ヒップアップ ❶

Hip Lift

運動のめやす	上下で1回	10回 2〜3セット

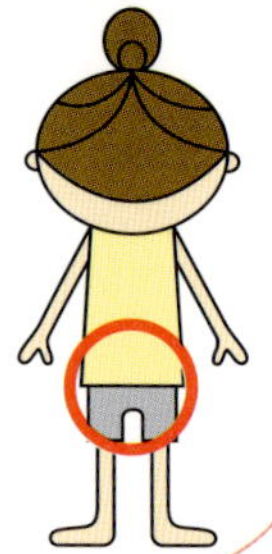

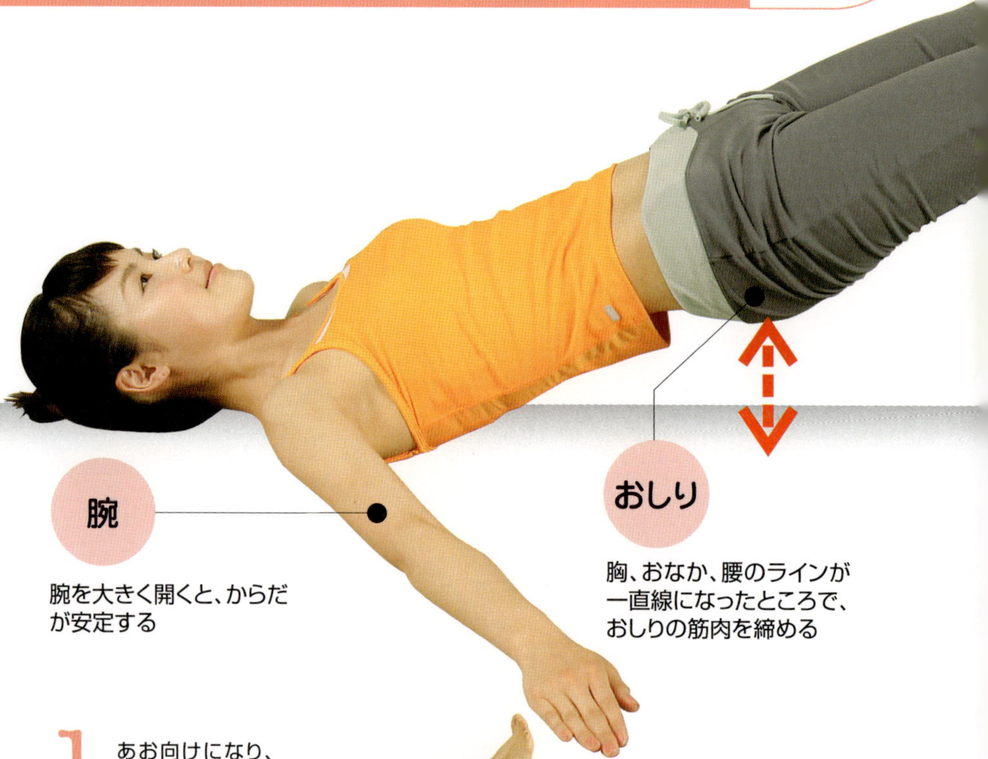

腕

腕を大きく開くと、からだが安定する

おしり

胸、おなか、腰のラインが一直線になったところで、おしりの筋肉を締める

1 あお向けになり、両あしをボールの上に乗せる

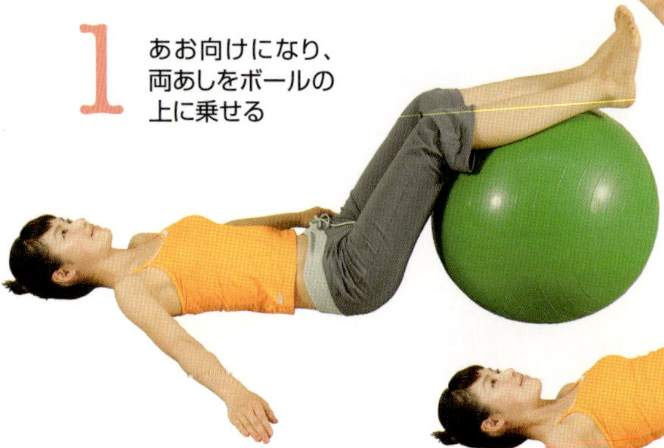

2 腰を完全に持ち上げ、約2秒間静止したら、元の姿勢に戻る

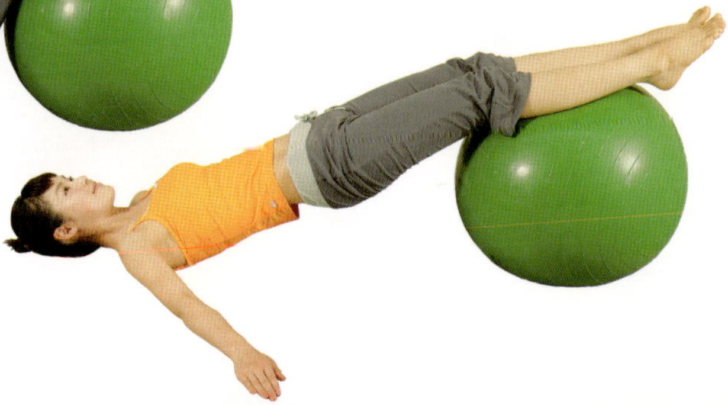

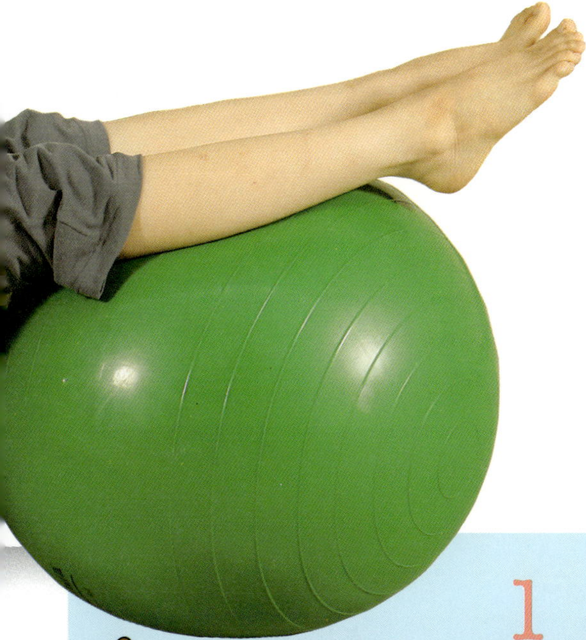

あお向けから、おしりをゆっくり持ち上げる

あお向けになって両手を横に開いて、ひざを曲げ、両あしをボールの上に乗せます。その姿勢からおしりをゆっくりと持ち上げていきます。そして、胸から腰にかけてのラインがまっすぐになったところで、おしりの筋肉をキュッと締めましょう。約2秒間そのままの姿勢をキープしたら、ゆっくりと元の姿勢に戻ります。

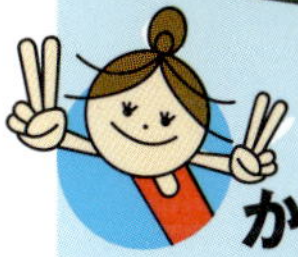

レベルアップ

かかとを乗せるところからスタート

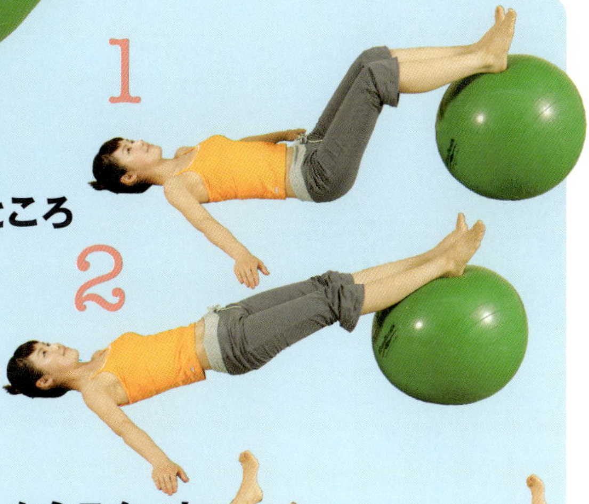

ボールと腰の位置が遠くなると、からだにより体重がかかるため、難易度がアップします。また、腕をからだに近づけると、不安定になるので、さらに難しくなります。

片あしを乗せるところからスタート

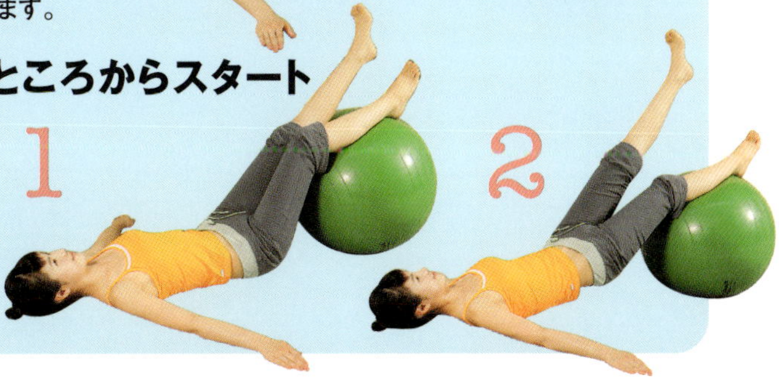

ボールの上に片あしだけを乗せてエクササイズを行うと、バランスをとりにくくなるので、より筋肉に負担がかかります。

ヒップアップ ❷

Bottom Lift

運動のめやす	上下で 1回	10回 2〜3セット

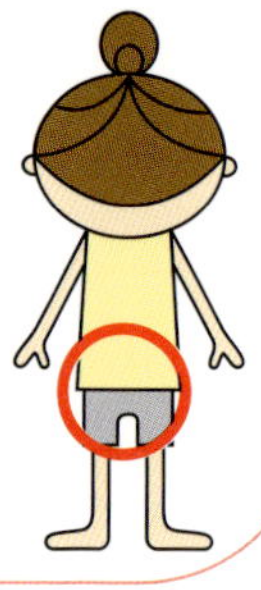

背中でボールを転がしながら、おしりを持ち上げる

背中をボールにつけて、ひざをしっかり曲げておしりを落とします。その姿勢から背中でボールを転がしながら、上半身が床と平行になるまで、ゆっくりとおしりを持ち上げていきましょう。おしりと太ももの裏の筋肉に、グーッと力を入れて、フィニッシュのところでおしりの筋肉をキュッと締めてください。

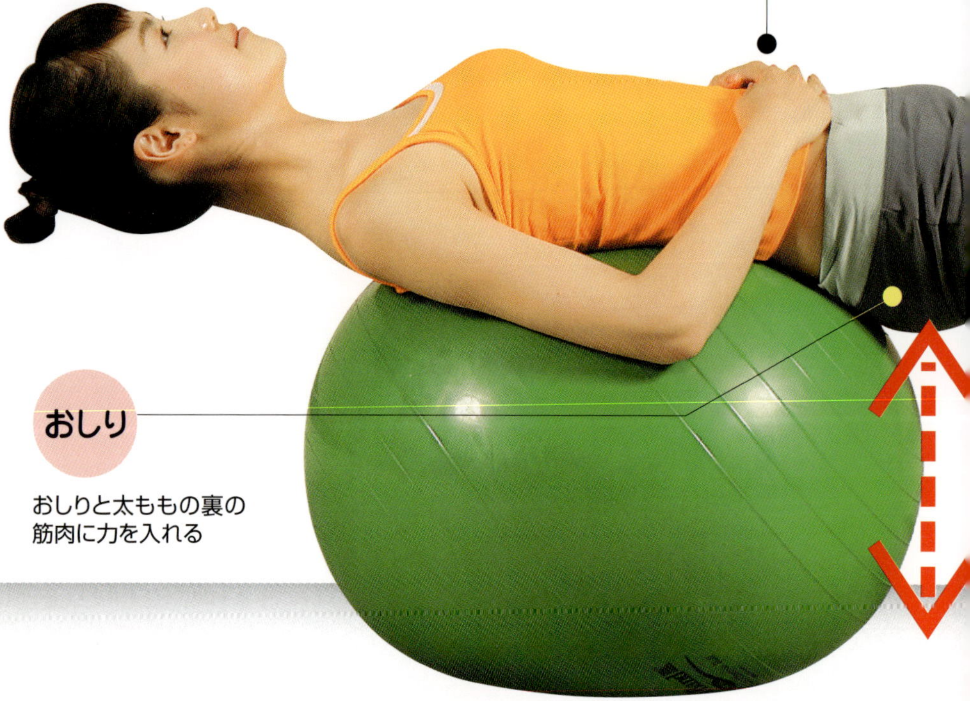
おなか
胸からひざにかけてのラインが一直線になるように
おしり
おしりと太ももの裏の筋肉に力を入れる

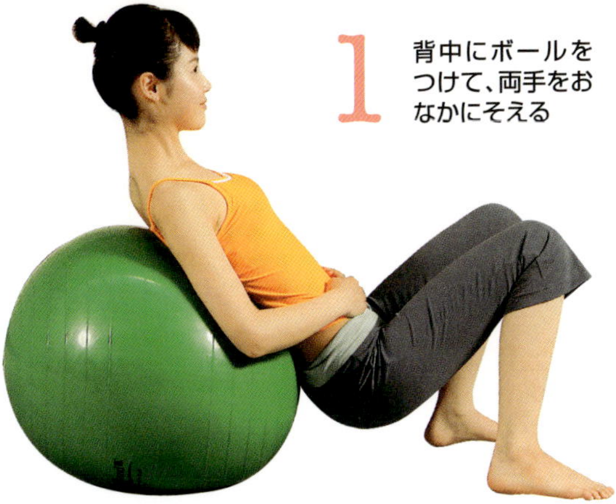

1 背中にボールをつけて、両手をおなかにそえる

2 背中でボールを転がしながらおしりを持ち上げる

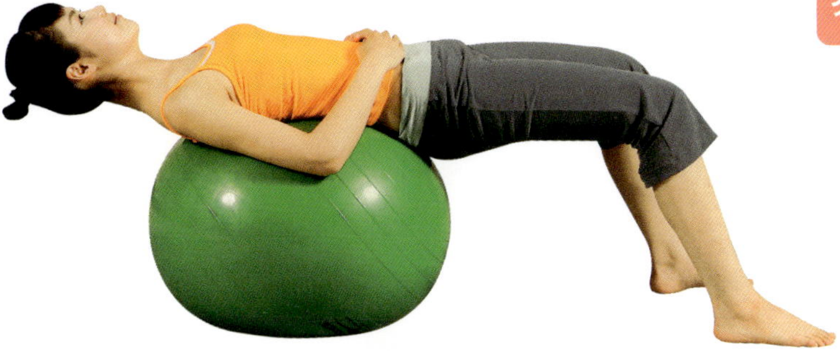

3 背中でボールを転がしながら元に戻る

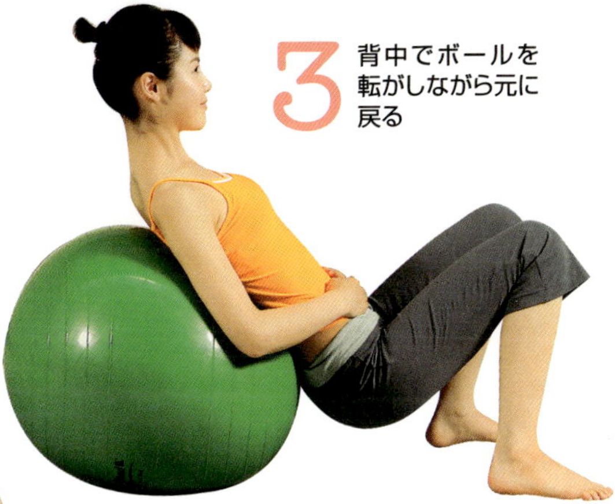

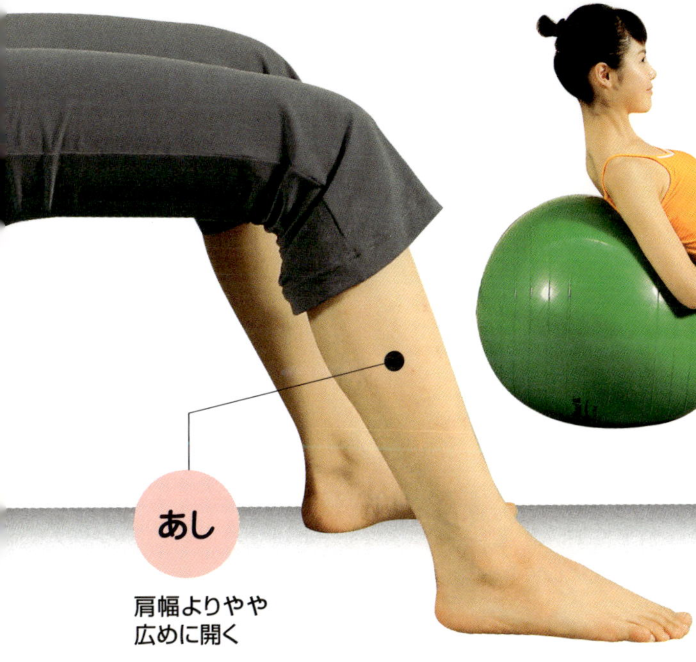

肩幅よりやや広めに開く

ヒップアップ ③

Rotation of Legs

運動のめやす	左右で1回	5回 2〜3セット

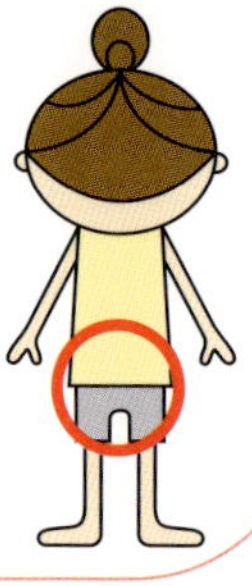

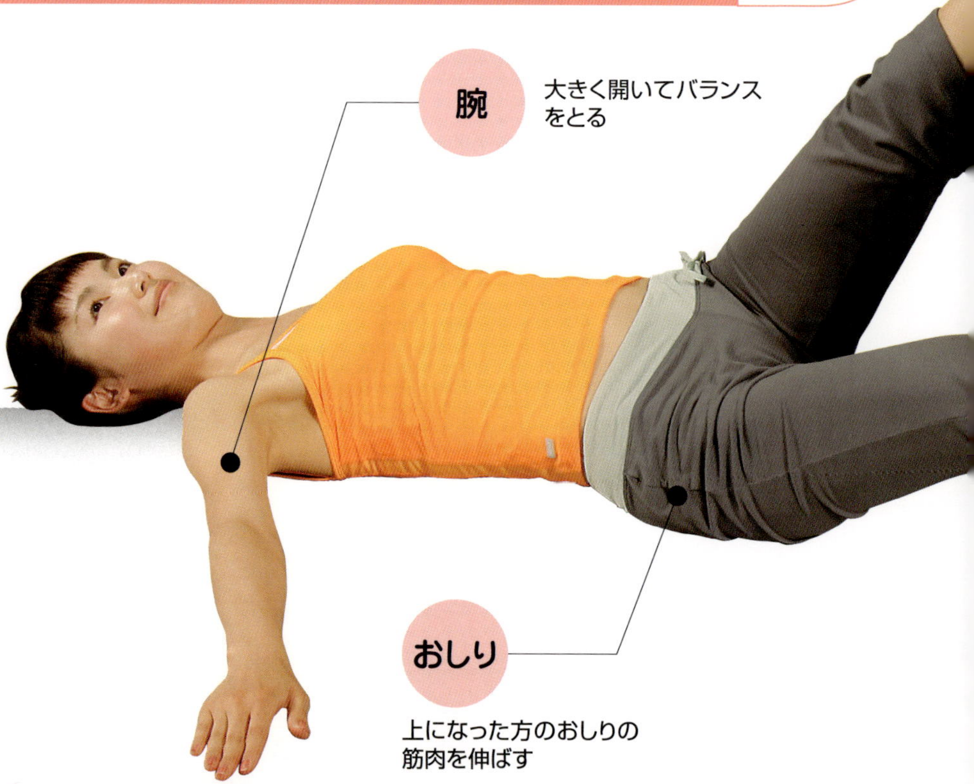

腕
大きく開いてバランスをとる
おしり
上になった方のおしりの筋肉を伸ばす

あお向けになって両あしでボールを挟み、左右にひねる

あお向けになって両腕を大きく開き、両あしでボールを挟みます。その姿勢からボールを持ち上げて、あしをまっすぐ伸ばしたままボールを左右にひねります。筋肉に効果的な刺激を与えるために、できるだけゆっくりと行いましょう。腰、おしり、太ももの内側の筋肉を使うので、ヒップアップはもちろん、太もものラインもすっきりさせることができます。

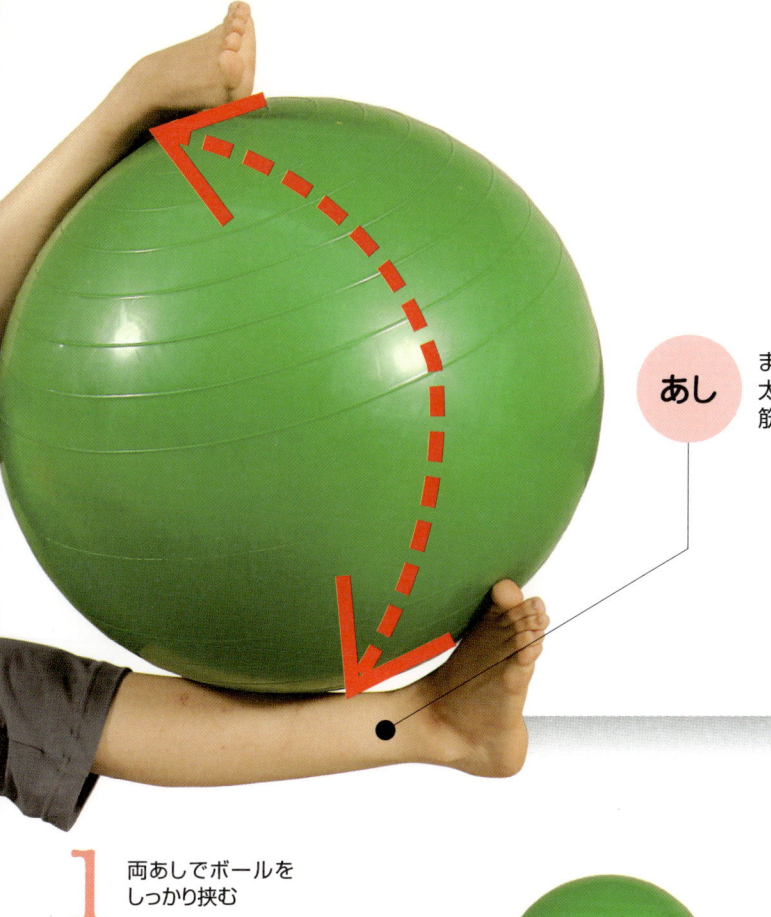

あし

まっすぐ伸ばして
太ももの内側の
筋肉を意識する

1 両あしでボールをしっかり挟む

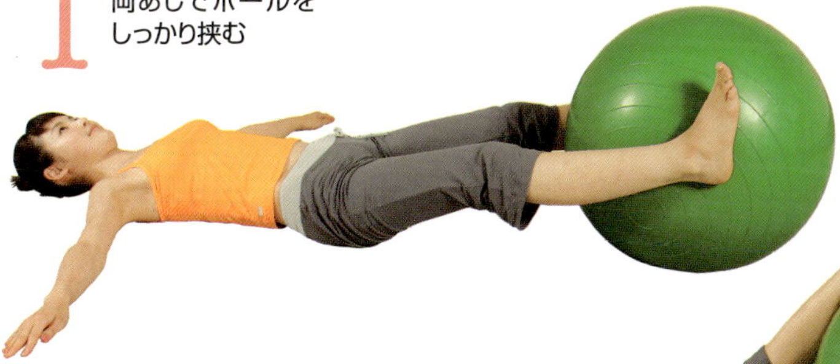

2 ボールを軽く持ち上げながら股関節からしっかりひねる。元の姿勢に戻ったら、反対側も同様にひねる

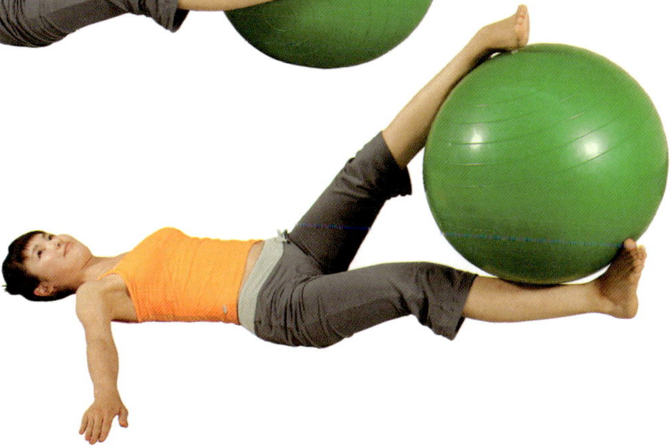

おなかを鍛える

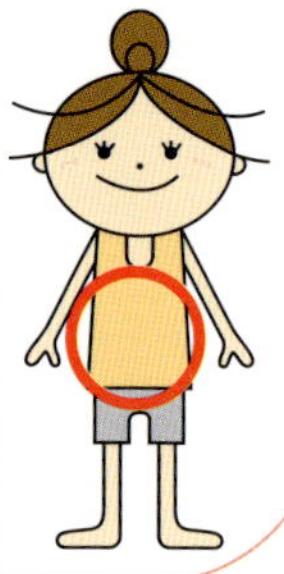

Leg Pull

運動のめやす	曲げ戻しで 1回	10回 2～3セット

腹筋を使って、かかとでボールを引きよせる

かかとをボールの上に乗せて、あお向けになります。かかとでボールをゆっくりと転がしながら、手前に引きよせてきます。腹筋をしっかり使いながらボールを引きよせたら、ゆっくりと元の姿勢に戻りましょう。このエクササイズは腹筋だけでなく、おなかの深いところにある筋肉（深部腹筋）まで鍛えることができます。

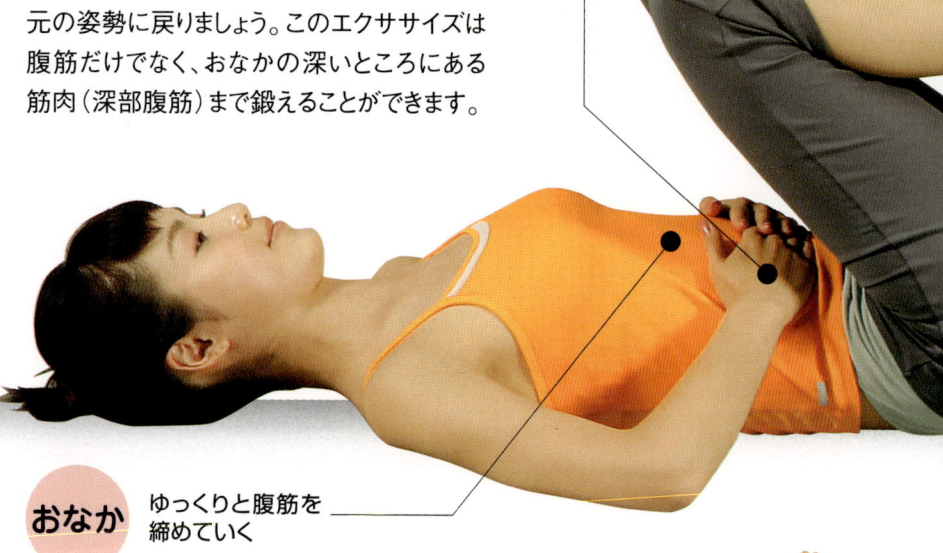

手
おなかに手を当てて、筋肉が収縮していることを意識
おなか
ゆっくりと腹筋を締めていく

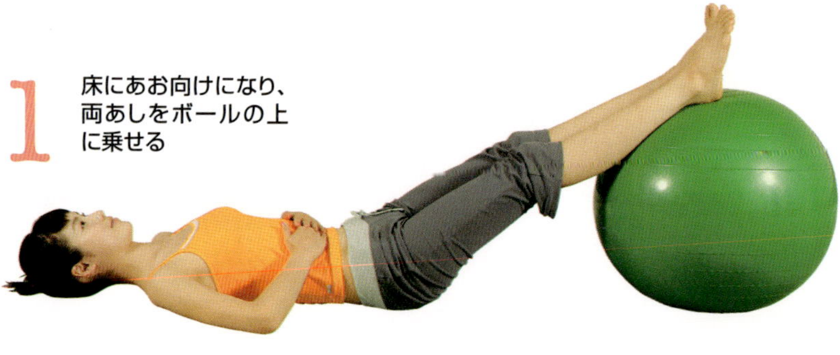

1 床にあお向けになり、両あしをボールの上に乗せる

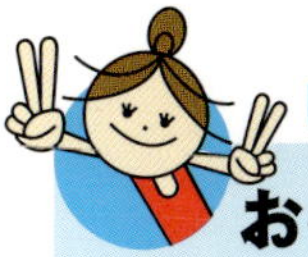

レベルアップ

おへそを見るように首を起こす

ボールを引きよせたときに首を起こすと、腹筋により負担がかかります。おへそを見るようなイメージで行ってみてください。
ボールを引きよせにくい場合は、少し小さめのボールを使ってみましょう。

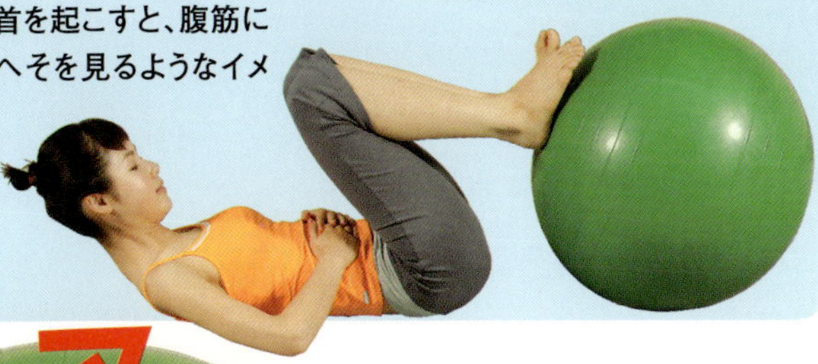

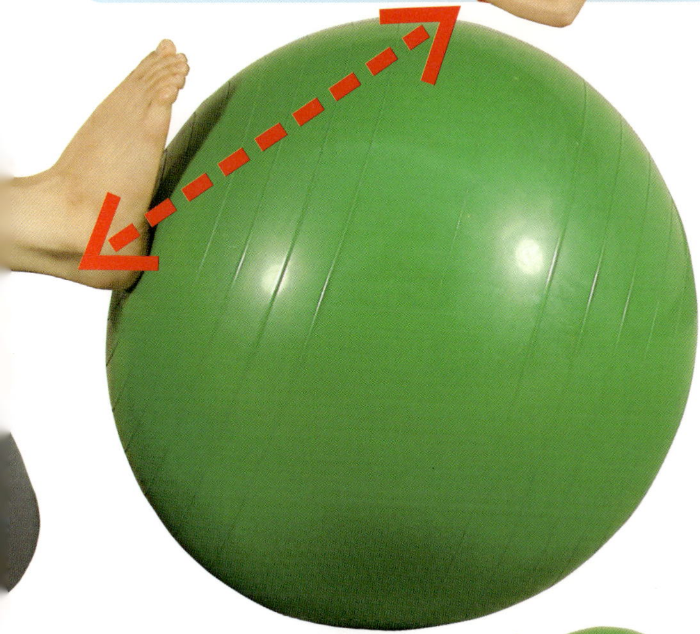

2 ボールを転がしながら手前に引きよせる

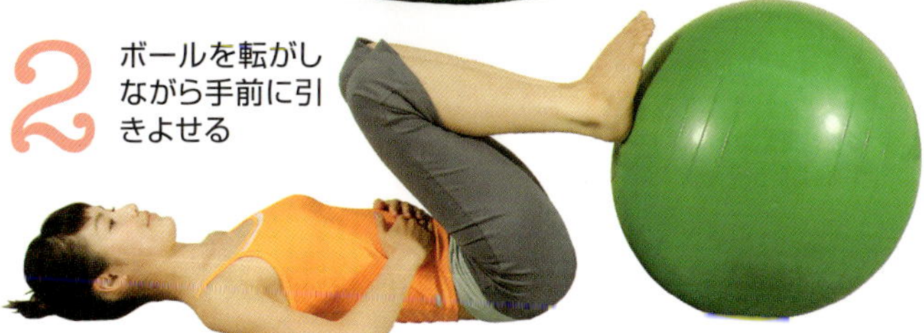

3 ゆっくりと元の姿勢に戻る

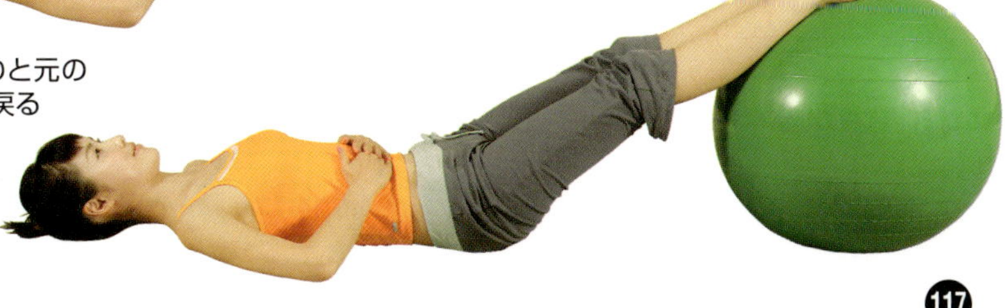

背中を引き締める ①

Back Extension and Shoulder Rowing

運動のめやす	上下で1回	10回 2～3セット

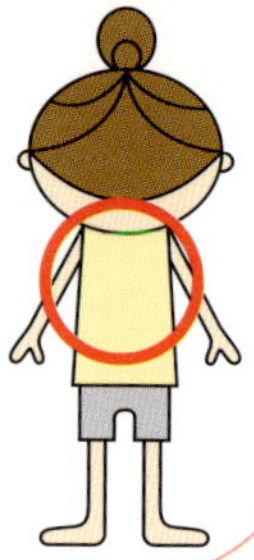

うつ伏せの姿勢から上半身を起こす

おなかの下にボールを置き、四つんばいになり、下腹に軽く力を入れながら、上半身をゆっくりと起こしていきましょう。このとき背中をそりすぎると、腰を痛める原因になるので注意。上半身を起こしながら、肩甲骨を背中の中心へ引きよせるのがポイントです。そして、ゆっくりと元の姿勢に戻ります。

背中
腰から背中にかけてしっかり伸ばす
腕
腕を使って肩甲骨を背中の中心へ引きよせる
あし
床にひざをつけて、からだを安定させる

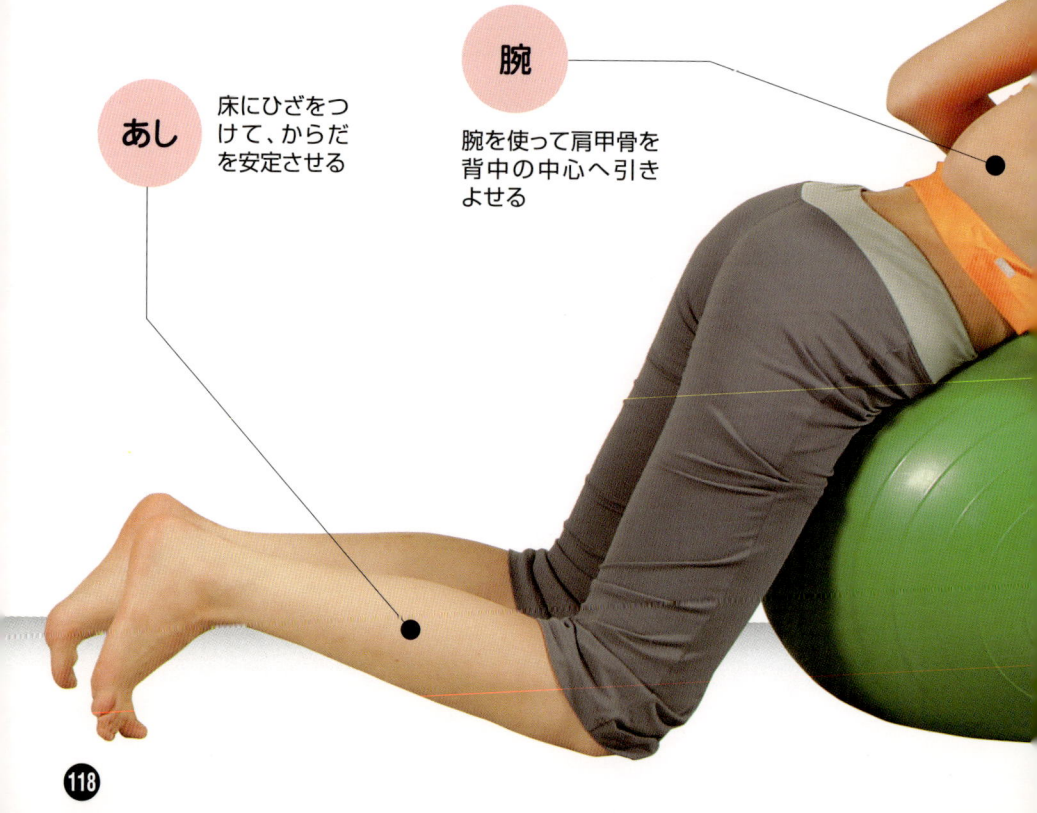

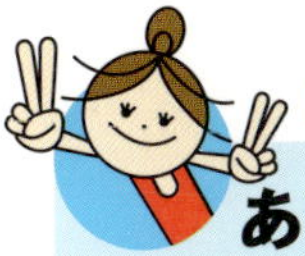

レベルアップ

あしをまっすぐ伸ばして挑戦

床にひざをつけずにエクササイズを行ってみましょう。あしをまっすぐ伸ばし、あしから背中のラインを一直線にします。バランスをとりにくいぶん難易度がアップし、より筋肉に負担がかかります。

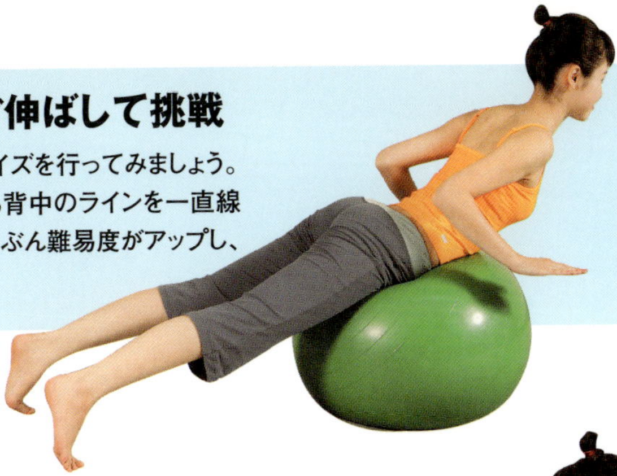

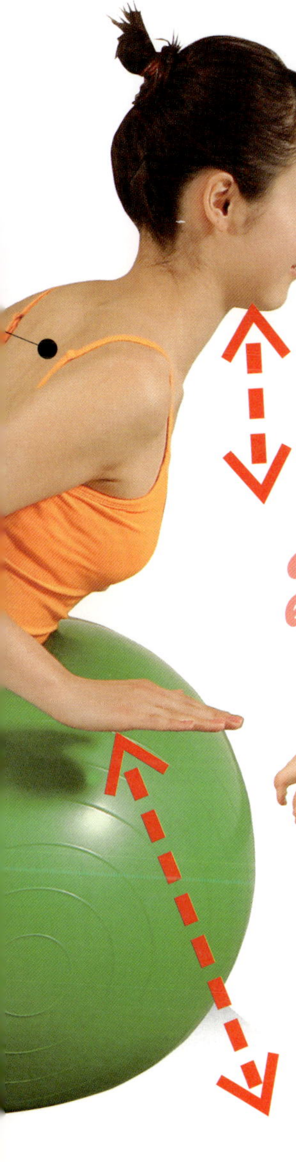

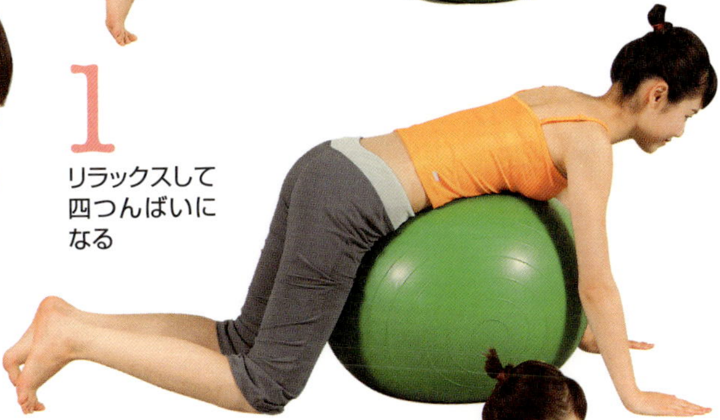

1

リラックスして四つんばいになる

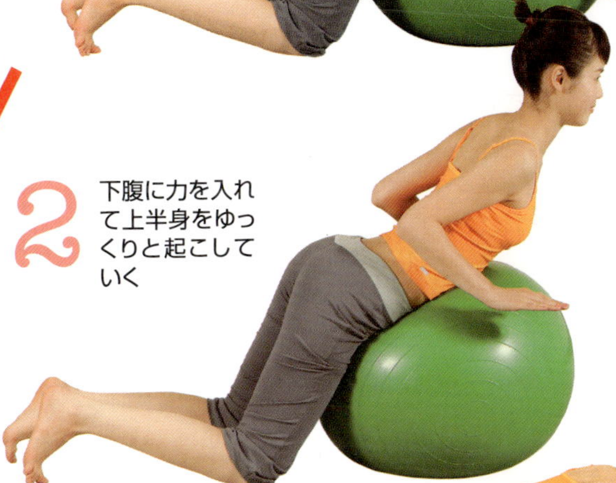

2

下腹に力を入れて上半身をゆっくりと起こしていく

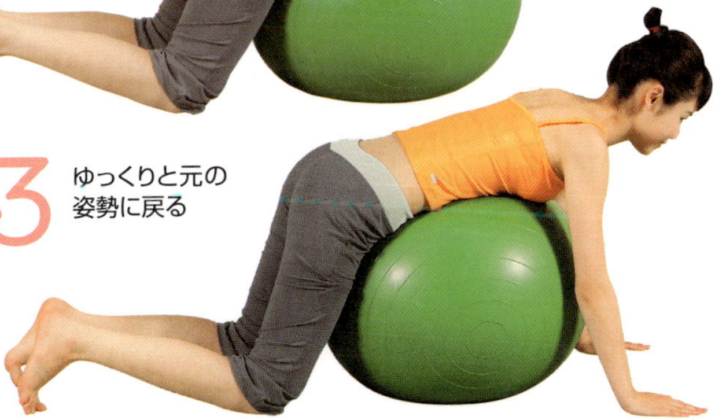

3

ゆっくりと元の姿勢に戻る

背中を引き締める ❷

Diagonal Back Extension

運動のめやす	左右で 1回	5回 2〜3セット

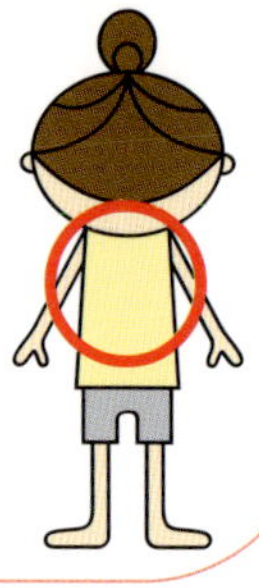

あし　後ろへまっすぐ伸ばす

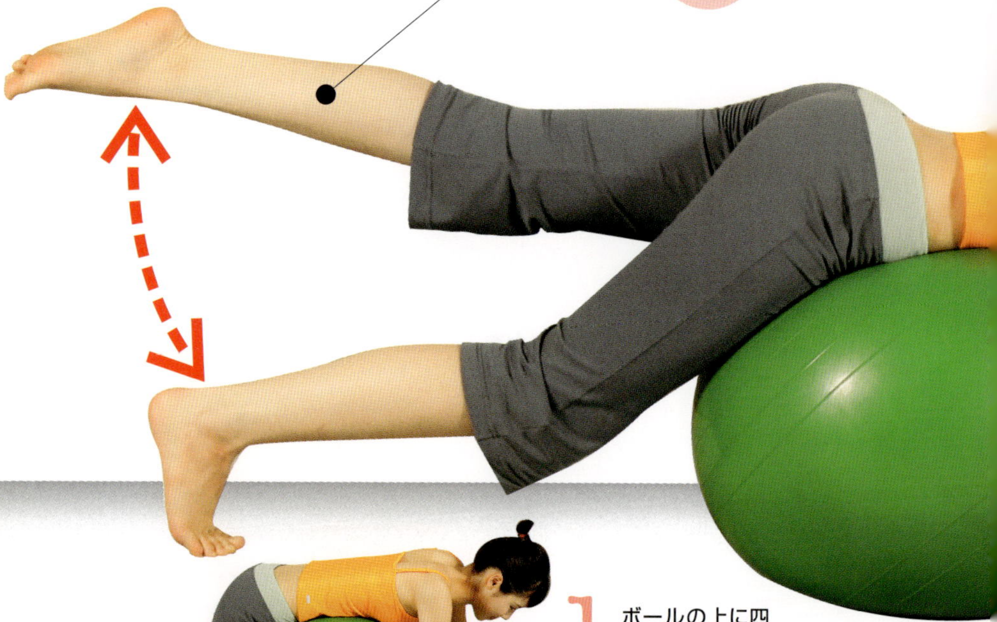

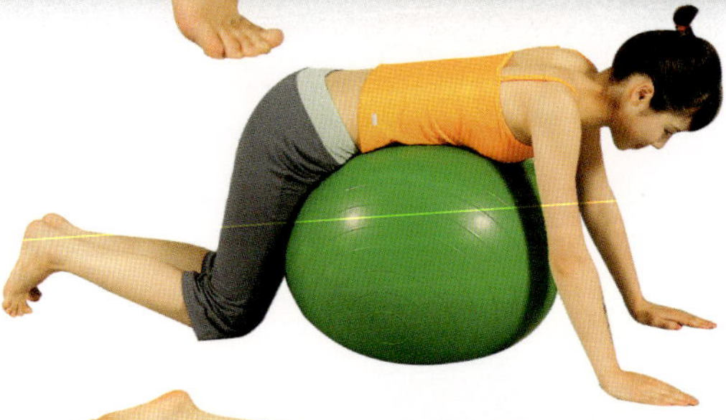

1 ボールの上に四つんばいになる

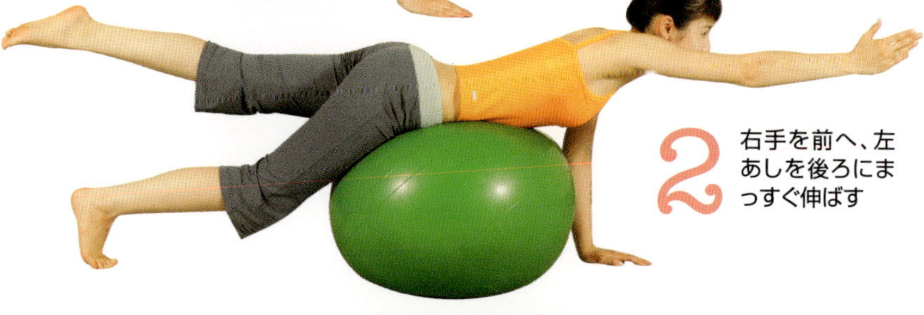

2 右手を前へ、左あしを後ろにまっすぐ伸ばす

四つんばいの姿勢から手とあしをまっすぐ伸ばす

おなかの下にボールを置き四つんばいになり、右手を前へまっすぐ伸ばします。同時に左あしも上げて、つま先をまっすぐ伸ばします。しっかりとバランスをとったら元の姿勢に戻り、今度は左手と右あしを上げます。このとき手あしを遠くへ伸ばす意識で、手、背中、あしのラインがまっすぐになるように心がけましょう。

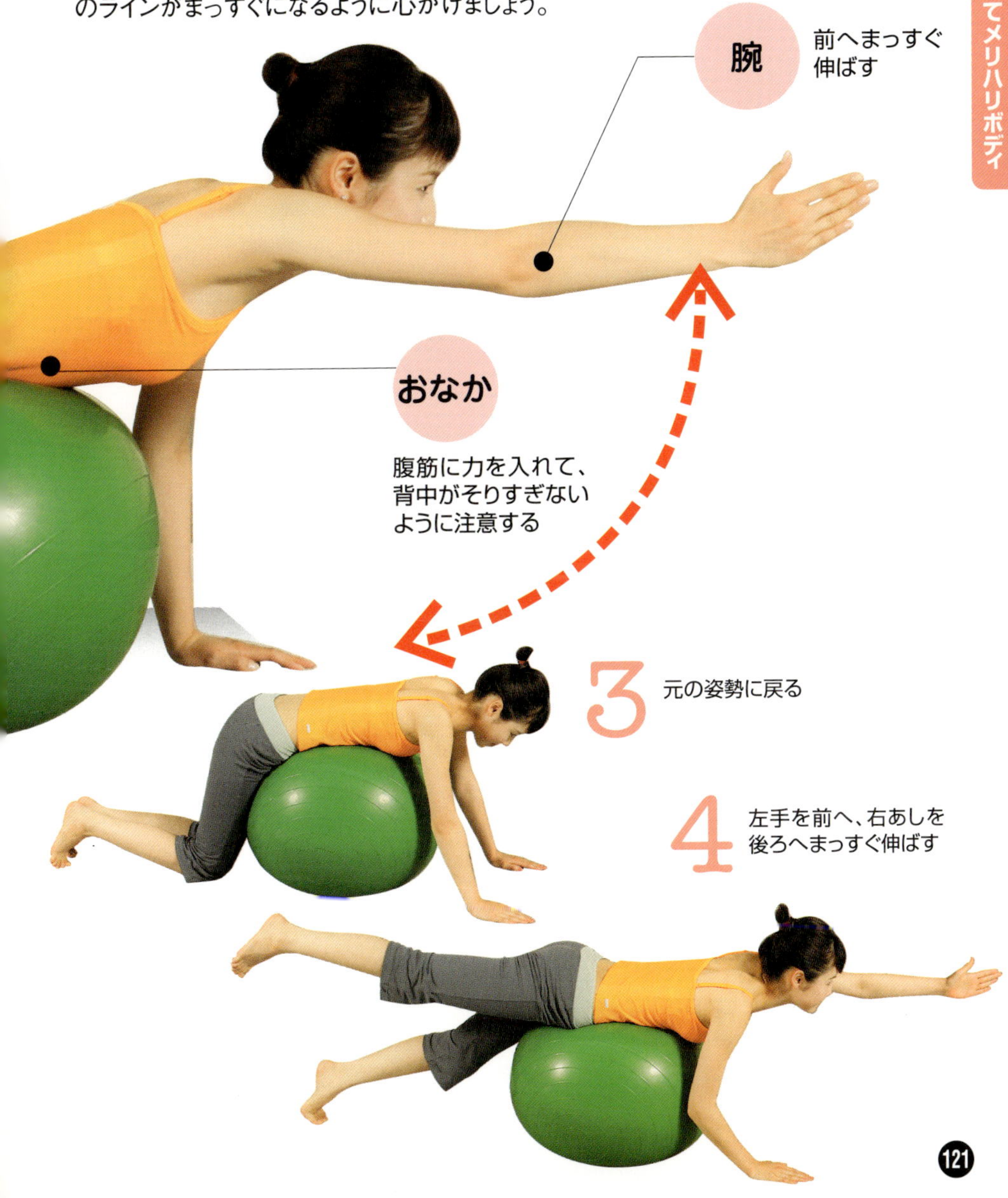
腕
前へまっすぐ伸ばす
おなか
腹筋に力を入れて、背中がそりすぎないように注意する
3
元の姿勢に戻る
4
左手を前へ、右あしを後ろへまっすぐ伸ばす

WORKOUT

からだ引き締めエクササイズ

1週間に3回がめやす！

1

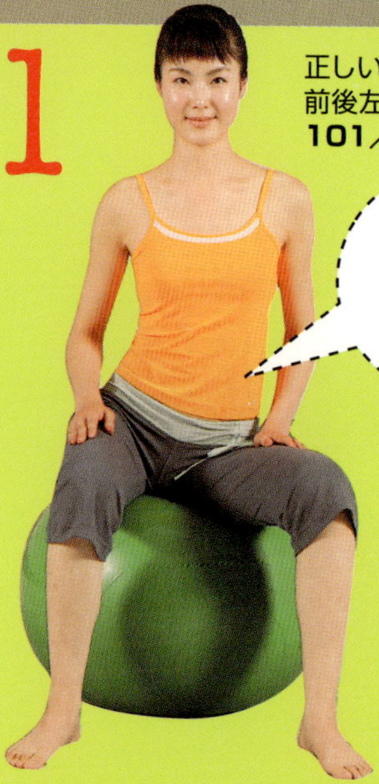

正しい姿勢でボールに座って、骨盤を前後左右に動かす（詳しくは→p98～101／ウォーミングアップ❶❷）

5回×2セット

2

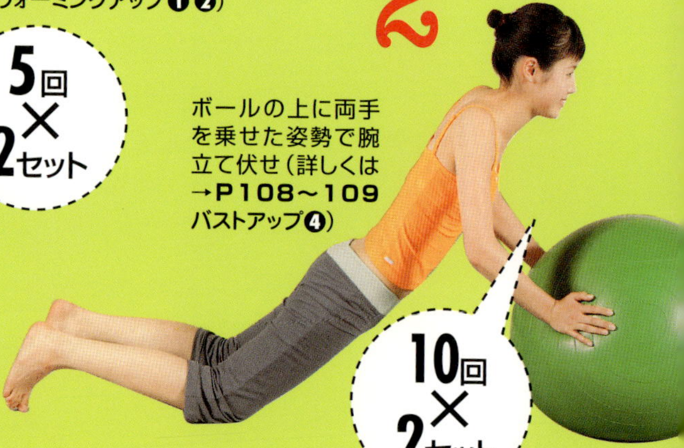

ボールの上に両手を乗せた姿勢で腕立て伏せ（詳しくは→P108～109 バストアップ❹）

10回×2セット

8

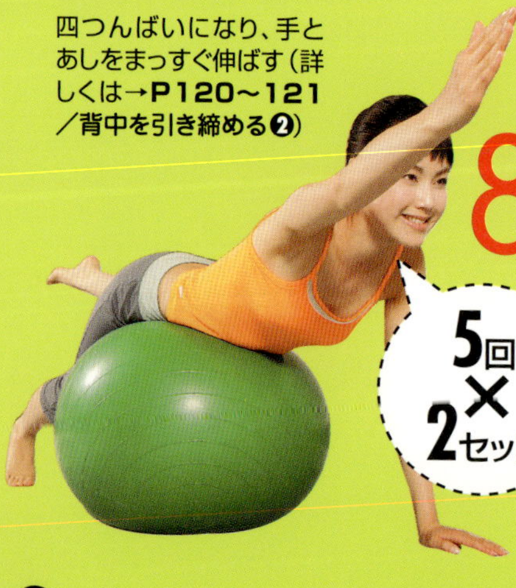

四つんばいになり、手とあしをまっすぐ伸ばす（詳しくは→P120～121／背中を引き締める❷）

5回×2セット

7

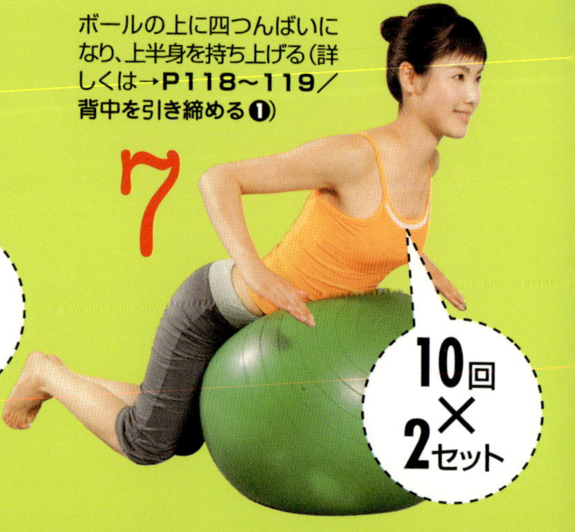

ボールの上に四つんばいになり、上半身を持ち上げる（詳しくは→P118～119／背中を引き締める❶）

10回×2セット

いままで紹介したエクササイズを、毎日すべて行う必要はありません。座っているだけでさまざまな筋肉を刺激できるのが、バランスボールのよいところ。ひまを見つけたら、なるべくボールに座る習慣をつけましょう。そして1週間に3回、このエクササイズを行えば、だんだんと筋肉が引き締まってくることを実感できるでしょう。

START → ウォーミングアップ❶❷ → バストアップ❹ → バストアップ❷ → ヒップアップ❶ → ヒップアップ❷ → おなかを鍛える → 背中を引き締める❶ → 背中を引き締める❷

3

両ひざをつきボールに両腕を乗せて、ゆっくりと前後に転がす（詳しくは→**P104～105**／バストアップ❷）

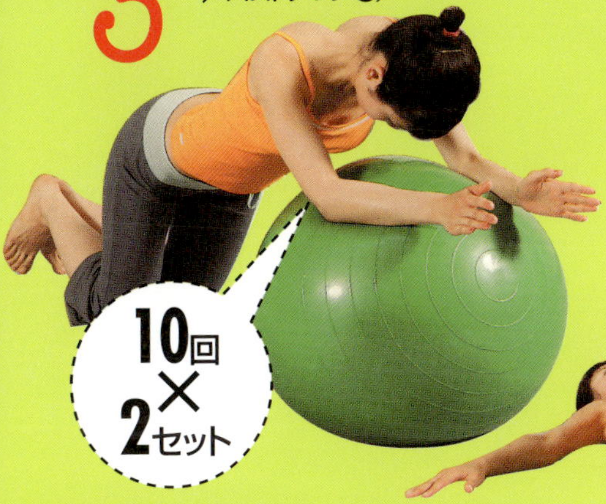

4

あお向けの姿勢で両あしをボールに乗せて、おしりを持ち上げる（詳しくは→**P110～111**／ヒップアップ❶）

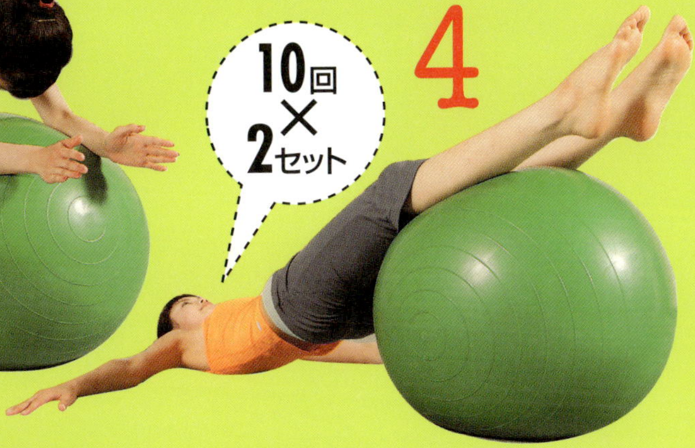

5

ボールに寄りかかった姿勢から、上体が床とが平行になるまでおしりを持ち上げる（詳しくは→**P112～113**／ヒップアップ❷）

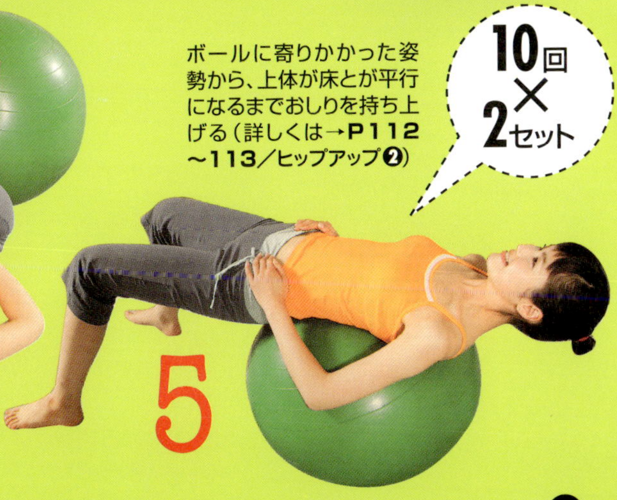

6

あお向けになり両かかとをボールの上に乗せ、ボールを手前に引きよせる（詳しくは→**P116～117**／おなかを鍛える）

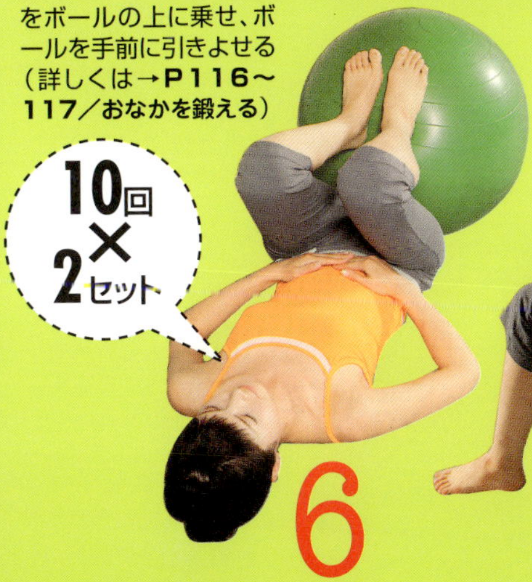

セラピーボールに注目

セラピーボールを使って気ままにリフレッシュ

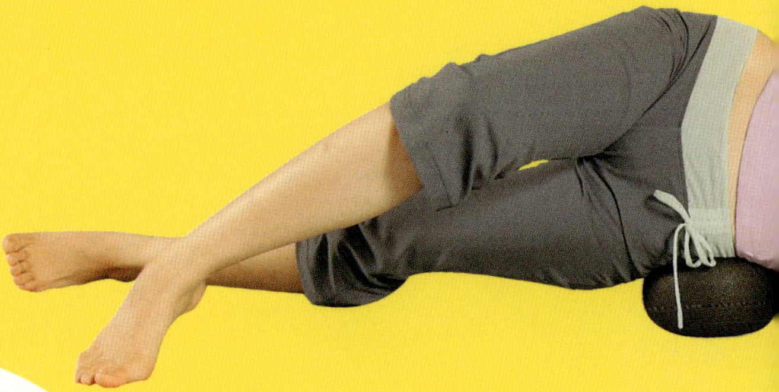

ボールの上にあお
向けになり、コロコ
ロと転がして背中を
マッサージ

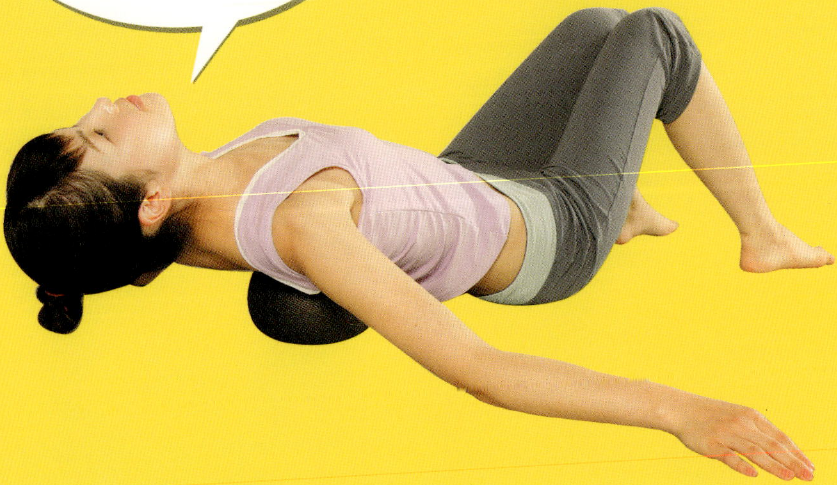

自分なりに使い方を工夫して楽しくエクササイズ

セラピーボールは、バランスボールよりもかなり小さく、少しかためにできています。ボール自体が小さいので、からだとの接地面が小さくなり、せまい範囲に圧が強めにかかってくるのが特徴です。どちらかというと指圧に近い感覚が得られます。実際、ボールの上であお向けになり、背中に押し当てて転がすと、とてもリラックスできます。

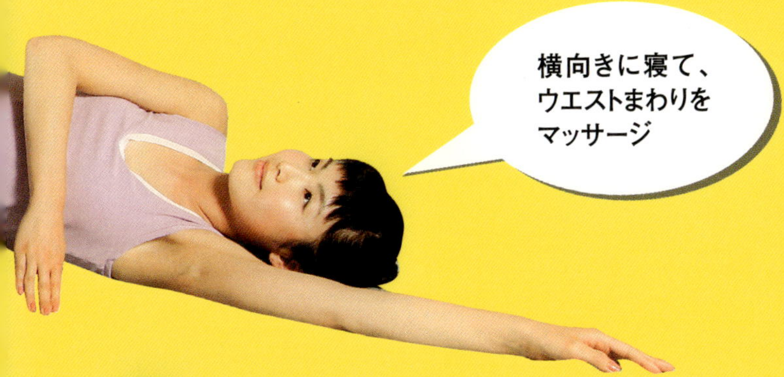
横向きに寝て、
ウエストまわりを
マッサージ

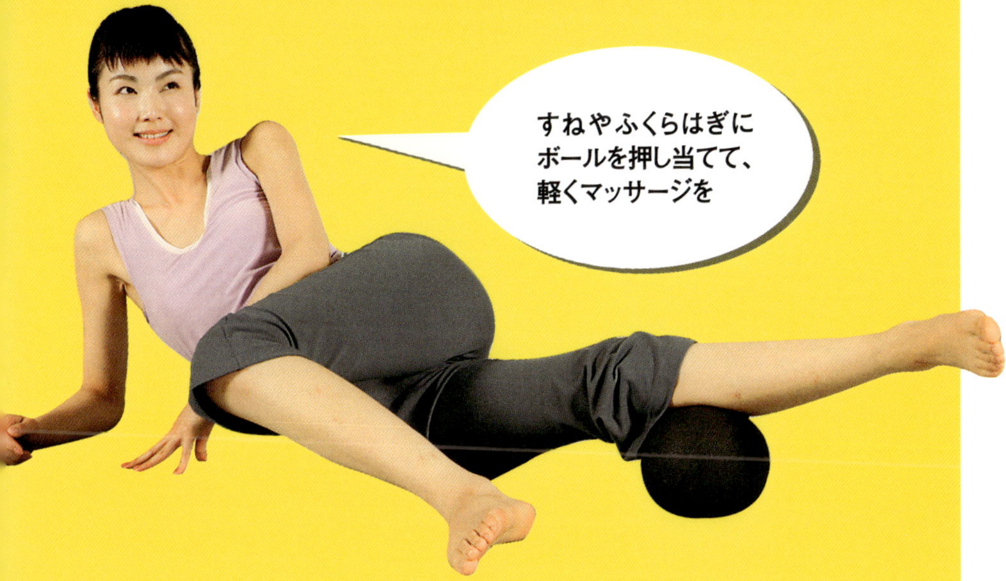
すねやふくらはぎに
ボールを押し当てて、
軽くマッサージを

あとがき

エクササイズは「楽しく続ける」ことが大切

バランスボールは、もともとリハビリテーションの道具として医療用に開発されたものです。からだのバランスを総合的に強化できるところがスポーツ選手に支持され、今では一般家庭でもおなじみの健康グッズになっています。

バランスボールのメリットは、気づいたときに、いつでも気楽にエクササイズできるところです。もちろん目標を立てて毎日行うこと、そしてそれを続けることが大切です。

「気がついたらボールに座る」そんな習慣をつけることがとても大切。

テレビの前で、連ドラを見ながらボールに座るだけでもOK。それなら、毎日決まった時間にエクササイズを行うことができ、一石二鳥。

「さあ、やるぞ！」なんて身構えず、自分なりのやり方を見つけて、楽しくエクササイズを続けてください。

飯島庸一
柿谷朱実
松原貴弘

監修者プロフィール

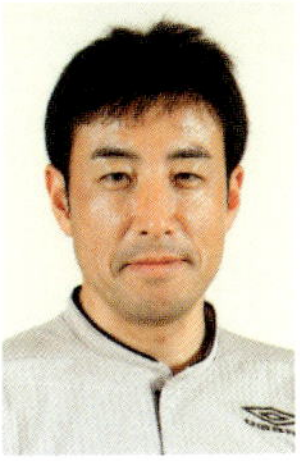

飯島庸一（いいじま・よういち）

1964年6月生。日本体育大学卒。S-CHALLENGE Training Program Works（エスチャレンジトレーニングプログラムワークス）代表。シニアコンディショニングコーチ、シニアアスレティックトレーナーを務め、多くのスキー、スノーボードの日本代表選手やゴルフ、サーフィンなど様々なプロ選手のトレーニングサポートを行っている。また一般向けのリコンディショニング、パーソナルトレーニング、プログラムサポートも展開。
NSCA公認ストレングス&コンディショニングスペシャリスト。日本体育協会公認アスレティックトレーナー。日本ステップワークトレーニング協会公認ステージ3スペシャリスト。日本オリンピック委員会医・科学強化スタッフ。セサミスポーツクラブ三鷹・大船スーパーバイザー

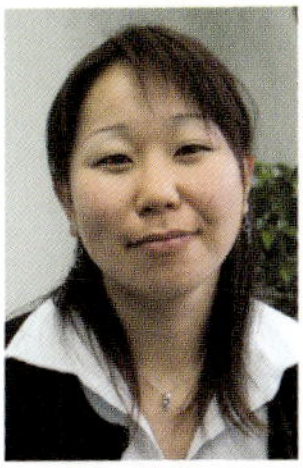

柿谷朱実（かきたに・あけみ）

1978年6月生。カリフォルニア州立大学キネシオロジー学部スポーツ医学科卒業。ユタ大学大学院修士課程エクササイズ&スポーツサイエンス学部運動生理学科修了。アスレティックトレーナーとしてアメリカ大学生アスリートのサポートを行う。S-CHALLENGE Training Program Works (エスチャレンジトレーニングプログラムワークス)テクニカルアドバイザー、シニアアスレティックトレーナー。
NATA公認アスレティックトレーナー。NSCA公認ストレングス&コンディショニングスペシャリスト

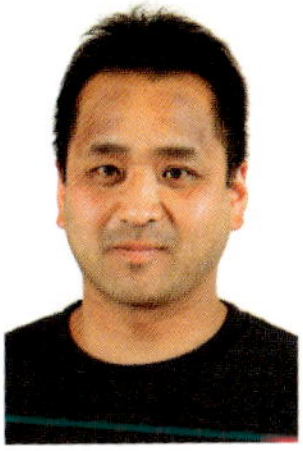

松原貴弘（まつばら・たかひろ）

1967年5月生。オハイオ州立大学心理学部卒業。筑波大学大学院修士課程体育研究科修了。有限会社ジェイ・スピリット（j-spirit）代表。ストレングス&コンディショニングコーチを務め、陸上の日本代表選手や競輪、バスケットボール、ゴルフ、野球など様々なプロ選手のパーソナルサポートにあたる。また、ラグビーやバスケットボールなど、多くの社会人・学生スポーツのチームサポートも行っている。
NSCA公認ストレングス&コンディショニングスペシャリスト。体育学修士

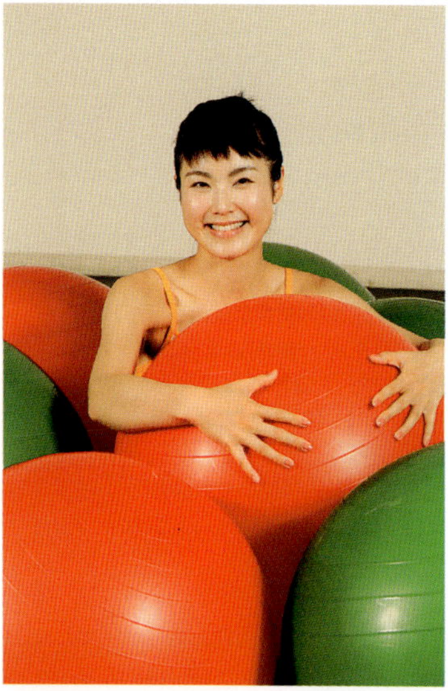

●撮影協力　セセサミスポーツクラブ三鷹
●モデル　　えりか（プレステージ）

バランスボールでキレイになる!

監修者　飯島庸一・柿谷朱実・松原貴弘
発行者　池田　豊
印刷所　図書印刷株式会社
製本所　図書印刷株式会社
発行所　株式会社池田書店
〒162-0851　東京都新宿区弁天町43番地
電話 03-3267-6821（代表）
振替00120-9-60072
落丁・乱丁はおとりかえいたします。

ISBN4-262-16465-9

0502209